现代常见病
临床护理进展

主编　童雅红　李乐乐　姚丽莉　陈丽芳　徐凤芝

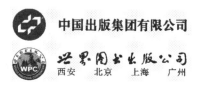

中国出版集团有限公司

世界图书出版公司
西安　北京　上海　广州

图书在版编目（CIP）数据

现代常见病临床护理进展/童雅红等主编.—西安：
世界图书出版西安有限公司，2023.11
ISBN 978-7-5232-0974-5

Ⅰ.①现… Ⅱ.①童… Ⅲ.①常见病－护理 Ⅳ.①R47

中国国家版本馆CIP数据核字（2024）第002189号

书　　名	**现代常见病临床护理进展** XIANDAI CHANGJIANBING LINCHUANG HULI JINZHAN
主　　编	童雅红　李乐乐　姚丽莉　陈丽芳　徐凤芝
责任编辑	杨　莉
装帧设计	济南睿诚文化发展有限公司
出版发行	世界图书出版西安有限公司
地　　址	西安市雁塔区曲江新区汇新路355号
邮　　编	710061
电　　话	029-87214941　029-87233647（市场营销部） 029-87234767（总编室）
经　　销	全国各地新华书店
印　　刷	山东麦德森文化传媒有限公司
开　　本	787mm×1092mm　1/16
印　　张	10.25
字　　数	200千字
版次印次	2023年11月第1版　2023年11月第1次印刷
国际书号	ISBN 978-7-5232-0974-5
定　　价	128.00元

编委会

◎ **主 编**

童雅红（江山市人民医院）

李乐乐（聊城市人民医院）

姚丽莉（临朐县中医院）

陈丽芳（梁山县人民医院）

徐凤芝（枣庄市峄城区疾病预防控制中心）

◎ **副主编**

张连芹（山东省无棣县海丰街道社区卫生服务中心）

王　凤（山东省邹平市码头镇卫生院）

赵　瑛（武汉大学人民医院）

白佳静（河北省武安市第一人民医院）

王训文（湖北医药学院附属襄阳市第一人民医院）

马艾琴（山东省泰安市精神病医院）

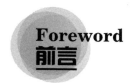

Foreword
前言

　　随着医疗卫生事业的快速发展，护理学从理论、实践及管理上都有了极大的进步。新的理论、技术及科研成果不断面世，这既是护理专业发展的重大机遇，也是传统护理模式转变的契机。新的护理模式赋予了基础护理新的内涵，不仅要求护理人员具备扎实的理论基础和熟练的操作技术，更要求护理人员将人文关怀融入基础护理，体现"以患者为中心"的服务理念，科学、严谨地实施操作规程，重视操作质量评价，为患者提供优质的服务。鉴于此，我们特邀请了国内具有丰富护理实践经验、教学经验的专家，精心编写了《现代常见病临床护理进展》一书。

　　本书试图从多方位、多层次、多角度反映近年来临床护理研究与护理实践的最新成果，针对书中涉及的各种疾病，没有大篇幅地讲述其病因、发病机制、病理生理、实验室检查等基础知识，而是着重讲解了其临床表现、诊断、鉴别诊断、护理措施等与护理工作息息相关的知识。本书内容翔实，深入浅出，覆盖面广，特别注重先进性、实用性、系统性，及时地反映了护理学的新进展，并充分考虑到了我国当前护理学的发展水平。本书可以为广大护理人员解决临床工作中经常遇到的问题，提供更为规范、专业的护理方面的指导，适合护理管理者、护理教育工作者、医院护士、实习人员及进修人员阅读参考，对提高护理人员工作水平有重要意义。

由于编写时间仓促，学识水平和工作实践存在局限，故书中可能存在疏漏及不足之处。为了进一步提高本书的质量，诚恳地希望各位读者不吝赐教，提出宝贵意见。

《现代常见病临床护理进展》编委会

2023 年 2 月

Contents
目录

第一章

总 论

第一节 护理的概念

一、护理的定义

护理英文名为"nursing",原意为抚育、扶助、保护、照顾幼小等。自 1860 年南丁格尔开创现代护理新时代至今,对护理的定义已经发生了深刻的变化。

南丁格尔认为"护理既是艺术,又是科学""护理应从最小限度地消耗患者的生命力出发,使周围环境保持舒适、安静、美观、整洁、空气新鲜、阳光充足、温度适宜,此外还有合理地调配饮食""护理的主要功能在于维护人们良好的状态,协助他们免于疾病,达到他们最高可能的健康水平"。

美国护理学家韩德森认为,护士的独特功能是协助患病的人或者健康的人,实施有利于健康、健康的恢复或安详死亡等活动。这些活动,在个人拥有体力、意愿与知识时,是可以独立完成的,护理也就是协助个人尽早不必依靠他人来执行这些活动。

美国护士协会(ANA)对护理的简明定义为:"护理是诊断和处理人类对现存的和潜在的健康问题的反应。"此定义的内涵反映了整体护理概念。从 1860 年南丁格尔创立第一所护士学校以来,护理已经发展成为一门独立的学科与专业。护理概念的演变体现了人类对护理现象的深刻理解,是现代护理观念的体现。

护理是人文科学(艺术科学)和自然科学的综合过程。护理是护士与患者之间互动的过程。照顾是护理的核心。护理通过应用护理程序进行实践,通过护理科研不断提高。总体说来护理是满足患者的各种需要,协助患者达到独立,教育患者,增进患者应对及适应的能力,寻求更健康的行为,达到完美的健康状态,为个人、家庭、群体以及社会提供整体护理。

二、护理的基本概念

护理有 4 个最基本的概念,对护理实践产生重要的影响并起决定性的作用。它们是:人;环境;健康;护理。这 4 个概念的核心是人,即护理实践是以人为中心的活动。缺少上述任何一个要素,护理就不可能成为一门独立的专业。

(一)人的概念

人是生理、心理、社会、精神、文化的统一整体,是动态的又是独特的。根据一般系统理论原则,人作为自然系统中的一个次系统,是一个开放系统,在不断与环境进行能量、物质、信息的交换。人的基本目标是保持机体的平衡,也就是机体内部各次系统间和机体与环境间的平衡。

护理的对象是人,既包括个人、家庭、社区和社会 4 个层面,也包括从婴幼儿到老年人的整个全人类。

(二)环境的概念

人类的一切活动都离不开环境,环境的质量与人类的健康有着密切关系。环境是人类生存或生活的空间,是与人类的一切生命活动有着密切关系的各种内、外环境。机体内环境的稳态主要依靠各种调节机制(如神经系统和内分泌系统的功能)以自我调整的方式来控制和维持。人的外环境可分为自然环境和社会环境。自然环境是指存在于人类周围自然界中的各种因素的总和,它是人类及其他一切生物赖以生存和发展的物质基础,如空气、水、土壤和食物等自然因素。社会环境是人为的环境,是人们为了提高物质和文化生活而创造的环境。社会环境中同样有危害健康的各种因素,如人口的超负荷,文化教育落后、缺乏科学管理、社会上医疗卫生服务不完善等。此外,与护理专业有关的环境还包括治疗性环境。治疗性环境是专业人员在以治疗为目的的前提下创造的一个适合患者恢复身心健康的环境。治疗性环境主要考虑两个主要因素:安全和舒适。考虑患者的安全,这就要求医院在建筑设计、设施配置以及治疗护理过程中预防意外的发生,如设有防火装置、紧急供电装置、配有安全辅助用具(轮椅、床栏、拐杖等)、设立护理安全课程等;此外医院还要建立院内感染控制办公室,加强微生物安全性的监测和管理。舒适既来源于良好的医院物理环境(温度、湿度、光线、噪声等),也来源于医院内工作人员优质的服务和态度。

人类与环境是互相依存、互相影响、对立统一的整体。人类的疾病大部分是由环境中的致病因素所引起。人体对环境的适应能力,因年龄、神经类型、健康状况的不同而有很大的差别,所以健康的体魄是保持机体与外界环境平衡的必要条件。人类不仅需要有适应环境的能力,更要有能够认识环境和改造环境的能力,使两者处于互相适应和互相协调的平衡关系之中,使环境向着对人类有利的方向发展。

(三)健康的概念

世界卫生组织(WHO)对健康的定义为:"健康不仅是没有躯体上的疾病,而且要保持稳定的心理状态和具有良好的社会适应能力以及良好的人际交往能力"。每个人对健康有不同的理解和感知。健康程度还取决于个人对健康、疾病的经历与个人对健康的认识存在的差别。健康和疾病很难找到明显的界限,健康与疾病可在个体身上并存。

(四)护理的概念

护理是诊断和处理人类对现存的和潜在的健康问题的反应。护理就是增进健康,预防疾病,有利于疾病的早期发现、早期诊断、早期治疗,通过护理、调养达到康复。护理的对象是人,人是一个整体,其疾病与健康受着躯体、精神和社会因素的影响。因此,在进行护理时,必须以患者为中心,为患者提供全面的、系统的、整体的身心护理。

第二节 护理的理念

护理的理念是护理人员对护理的信念、理想和所认同的价值观。护理的理念可以影响护理专业的行为及护理品质。随着医学模式的转变,护理改革不断深入以及人们对健康需求的不断提高,护理的理念也在不断更新和发展。

一、整体护理的理念

整体护理的理念,是以人为中心,以现代护理观为指导,以护理程序为基础框架,并且把护理程序系统化地运用到临床护理和护理管理中去的指导思想。在整体护理的理念指导下,护理人员应以服务对象为中心,根据其需要和特点,提供包含服务对象生理、心理、社会等多方面的深入、细致、全面的帮助和照顾,从而解决服务对象的健康问题。整体护理不仅要求护理人员要对人的整个生命过程提供照顾,还要关注健康-疾病全过程并提供护理服务;并且要求护理人员要对整个人群提供服务。可以说,整体护理进一步充实和改变了护理研究的方向和内容;同时拓展了护理服务的服务范围;也有助于建立新型的护患关系。

二、以人为本的理念

以人为本在本质上是一种以人为中心,对人存在的意义,人的价值以及人的自由和发展,珍视和关注的思想。在护理实践中,体现在对患者的价值,即对患者的生命与健康、权利和需求、人格和尊严的关心和关注上。护理人员应该尊重患者的生命,理解患者的信仰、习惯、爱好、人生观、价值观,努力维护患者的人格和尊严,公正地看待每一位患者,维护患者合理的医疗保健权利,承认患者的知情权和选择权等。

三、优质护理服务的理念

优质护理是以患者为中心,强化基础护理,全面落实护理责任制,深化护理专业内涵,整体提升护理服务水平。优质护理诣在倡导主动服务、感动服务、人性化服务,营造温馨、安全、舒适、舒心的就医环境,把爱心奉献给患者,为患者提供全程优质服务。称职、关怀、友好的态度、提供及时的护理是优质护理的体现。患者对护士所提供的护理服务的满意程度是优质护理的一种评价标准。优质护理既是医院的一种形象标志,也是指导护士实现护理目标,取得成功的关键所在。

在卫生事业改革发展的今天,面对患者的多种需求,护理人员只有坚持优质护理服务理念,从人的"基本需要"出发,实行人性化、个性化的优质护理服务,力争技术上追求精益求精,服务上追求尽善尽美,信誉上追求真诚可靠,才能锻造护理服务品牌,不断提高护理服务质量,提高患者的满意度。

第三节 护理学的范畴

一、护理学的理论范畴

(一)护理学研究的对象

护理学的研究对象随学科的发展而不断变化。从研究单纯的生物人向研究整体的人、社会的人转化。

(二)护理学与社会发展的关系

护理学与社会发展的关系体现在研究护理学在社会中的作用、地位和价值，研究社会对护理学发展的促进和制约因素。如老年人口增多使老年护理专业得到重视、慢性疾病患者增加使社区护理迅速发展；信息高速公路的建成使护理工作效率得以提高，也使护理专业向着网络化、信息化迈出了坚实的步伐。

(三)护理专业知识体系

护理专业知识体系是专业实践能力的基础。自20世纪60年代后，护理界开始致力于发展护理理论与概念模式，并将这些理论用于指导临床护理实践，对提高护理质量、改善护理服务起到了积极作用。

(四)护理交叉学科和分支学科

护理学与自然科学、社会科学、人文科学等多学科相互渗透，在理论上相互促进，在方法上相互启迪，在技术上相互借用，形成许多新的综合型、边缘型的交叉学科和分支学科，从而在更大范围内促进了护理学科的发展。

二、护理学的实践范畴

(一)临床护理

临床护理服务的对象是患者，包括基础护理和专科护理。

1.基础护理

以护理学的基本理论、基本知识和基本技能为基础，结合患者生理、心理特点和治疗康复的需求，满足患者的基本需要。如基本护理技能操作、口腔护理、饮食护理、病情观察等。

2.专科护理

以护理学及相关学科理论为基础，结合各专科患者的特点及诊疗要求，为患者提供护理。如各专科患者的护理、急救护理等。

(二)社区护理

社区护理是借助有组织的社会力量，将公共卫生学和护理学的知识与技能相结合，以社区人群为服务对象，对个人、家庭和社区提供促进健康、预防疾病、早期诊断、早期治疗、减少残障等服务，提高社区人群的健康水平。社区的护理实践属于全科性质，是针对整个社区人群实施连续及动态的健康服务。

(三)护理管理

护理管理是为了提高人们的健康水平，系统地利用护士的潜在能力和有关其他人员或设备、环境和社会活动的过程。护理管理是运用管理学的理论和方法,对护理工作的诸多要素(如人、物、财、时间、信息等)进行科学的计划、组织、指挥、协调和控制,以确保护理服务正确、及时、安全、有效。

(四)护理研究

护理研究是推动护理学科发展,促进护理理论、知识、技能更新的有效措施。护理研究是用科学的方法探索未知,回答和解决护理领域的问题,直接或间接地指导护理实践的过程。护理研究多以人为研究对象。

(五)护理教育

护理教育是以护理学和教育学理论为基础,有目的地培养护理人才,以适应医疗卫生服务和护理学科发展的需要。护理教育分为基本护理教育、毕业后护理教育和继续护理教育三大类。基本护理教育包括中专教育、专科教育和本科教育;毕业后护理教育包括研究生教育、规范化培训;继续护理教育是对从事护理工作的在职人员,提供以学习新理论、新知识、新技术、新方法为目的的终身教育。

第二章

护 理 理 论

第一节 系 统 理 论

系统论是研究系统的模式、性能、行为和规律的一门科学。它为人们认识各种系统的组成、结构、性能、行为和发展规律提供了一般方法论的指导。系统论的创始人是美籍奥地利理论生物学家和哲学家路德维格·贝塔朗菲。系统是由若干相互联系的基本要素构成的,它是具有确定的特性和功能的有机整体。世界上的具体系统是纷繁复杂的,必须按照一定的标准,将千差万别的系统分门别类,以便分析、研究和管理,如教育系统、医疗卫生系统、宇航系统、通信系统等。如果系统与外界或它所处的外部环境有物质、能量和信息的交流,那么这个系统就是一个开放系统,否则就是一个封闭系统。护理专业既是一个封闭的系统又是一个开放的系统。

一、系统论概述

系统概念中常见的关键名词:输入、输出及反馈;开放系统与封闭系统;微观与宏观。所谓开放系统是指能与环境进行能量交换,可重建或破坏其原有组合,在过程中有输入和输出。在这种状态下,开放系统可以达到一种瞬间独立的状态,称之为稳定状态。因此人是一个开放系统,开放系统会对环境中的外来刺激做出反应,对于环境的侵入刺激,可产生组织上的改变。封闭系统的定义是一个与环境没有任何物质、信息和能量交换的系统。人有时在行为表现上也有封闭系统的倾向。封闭系统是相对的、暂时的,绝对的封闭系统是不存在的。开放系统具有自我调控能力。

人们研究和认识系统的目的之一,就在于有效地控制和管理系统。控制论则为人们对系统的管理和控制提供了一般方法论的指导,它是数学、自动控制、电子技术、数理逻辑、生物科学等学科和技术相互渗透而形成的综合性科学。根据系统论的观点,护理的服务对象是人,是一个系统,由生理、心理、社会、精神、文化等部分组成,同时人又是自然和社会环境中的一部分。人的内部各系统之间,以及人与外部环境中各种系统间都相互作用和影响。人的健康是内环境的稳定,及内环境与外环境间的适应和平衡。系统论为护理学提供了人、环境和健康为整体的理论基础。

系统论对护理实践具有重要的指导作用,促进了整体护理思想的形成,是护理程序的理论框架,作为护理理论或模式发展的框架,为护理管理者提供理论依据。许多护理理论家应用系统论的观点,发展了护理理论或模式,如纽曼的系统模式、罗伊的适应模式等,这些理论模式又为护理实践提供了科学的理论指导,也为护理科研提供了理论框架和假设的理论依据。

医院护理管理系统是医院整体系统的一个子系统,与其他子系统(如医疗、行政、后勤等)和医院整体系统相互联系、相互作用和相互制约。因此,护理管理者在实施管理过程中应运用系统方法,调整各部门关系,不断优化系统结构,得到医院行政领导、医疗和后勤等部门的支持和配合,使之协调发展,高效运行,为病患提供高质量的护理服务。

罗杰斯在 1970 年根据人类学、社会学、天文学、宗教学、哲学、历史学等知识,提出了一个护理概念结构。由于人是护理的中心,其概念结构也就着眼于人,并且以一般系统理论为基础。她把人描述为一个协调的整体,人的生命过程是一个动态的过程,并且是一个持续的、有创新的、进化的、具有高度差异的和不断变换形态的过程,所以罗杰斯护理理论被称为生命过程模式。

护理程序是一个开放系统,构成系统的要素有患者、护士、其他医务人员及医疗设备、药物等。这些要素通过相互作用和与环境的相互作用,给予护理对象计划性、系统、全面整体的护理,使其恢复或增进健康。护理程序系统运行过程包括评估、诊断、计划、实施、评价 5 个步骤。其中护理评估是护理程序的首要环节,而且贯穿在护理活动的全过程。护理评估的科学性直接影响护士对病情的正确判断和护理措施的制订,全面正确的评估是保证高质量护理的先决条件,所以护理评估在护理工作中起到了灵魂的作用。在护理程序中的评估部分,应收集所有个人和环境的有关情况,由于我们的测量手段和收集资料的工具有限,因此所收集的资料常是孤立或局限的,但分析资料应能反映全面情况,所以需要补提问题和从收集的资料中寻求反应。在用生命过程模式理论评估患者时,可使用动态原则做指导,以预测个体发展的性质与方向。这样可使护理工作促进人与环境间的融洽结合,加强人能量场的力量及整体性,还可以改进人和环境场的形式以实现最佳健康状态。

罗杰斯生命过程模式的主要内容如下。

(一)4个主要概念

1.人

人是一个有组织、有独特形态的能量场,在与环境能量场不断地进行物质和能量的交换中,导致人与环境不断更换形态,因而增加了人的复杂性和创新性。人的行为包括生理、心理、社会、文化和精神等属性,并按不可分割的整体性反映整个人。

2.环境

环境包括个体外界存在的全部形态,是四维能量场,与人能量场一样具有各种形态和整体性,并且是一个开放系统。

3.健康

健康不是一种静止的状态,健康是形态的不断创新和复杂性的增加。健康和疾病都是有价值的,而且是不可分离的,是生命过程的连续表达方式。

4.护理

护理是一种艺术和科学,它直接服务于整体的人。帮助个体利用各种条件加强人与环境的关系,使人的整体性得到提高。维持健康、促进健康、预防与干预疾病及康复都属护理的范畴。

(二)生命过程的4个基本特征

1.能量场

能量场是生命体和非生命体的基本单位,是对有生命的和无生命的环境因素的统一概念,具有变化的动态的内在能力,能量场是无界限的,又是不可分割的,并可延伸至无穷大。它分为人场和环境场。①人场:是统一整体的人,是由整体所特有的形态和表现特征确定,具备部分知识是不能对人场这个整体做出预测;②环境场:由形态确定,且与人场进行整合,每个环境场对于每个人场来说都是特定的。人场和环境场都在不断地、创新地变化,两者没有明确的界限。

2.开放性

人场和环境场之间处于持续的相互作用过程,两者之间有能量流动,没有界限,没有障碍能阻碍能量的流动。

3.形态

形态是一个能量场的突出特征,能量场之间的交换有一定的形态,是以“单波"的形式传播。这些形态不是固定的,而是随情景需要而变化。具体来说,形态通过能量场的行为、品质和特征来表现,不断形成新的形态的动态过程称为塑型,即不断创新的过程,使能量场持续表现出各种新的形态。在护理领域,护士的主要任务是进行健康塑形,即帮助患者在知情的情况下参与治疗和护理,促进统一体向健康的方向发展。

4.全方位性

能量场的交换是一个非线性范畴,不具备空间的或时间的属性,体现了能量场的统一性和无限性。

(三)生命过程的体内动态原则

1.整体性

整体性是指人场和环境场之间的持续的、共有的、同时进行的互动过程。由于人类与其环境的不可分离性,因此,在生命过程中的系列变化就是他们互动中出现的持续修正。在两个统一体之间长期进行的相互作用和相互变化中,双方也同时进行着塑造。

2.共振性

共振性是对人场与环境场之间出现的变化性质而言,而人场与环境场的形态变化则是通过波动来传播。人的生命过程可以比作各种不同频率、有节奏的波组成的交响乐,人类对环境的体验是他们在和世界进行结合时的一种共振波。共振性是人场和环境场的特征,其波动形态表现为低频长波至高频短波的持续变化。

3.螺旋性

螺旋性指的是人场与环境场之间所发生变化的方向。此原则是说明人与环境变化的性质和方向是以不断创新和必然性为特征,是沿着时间-空间连续体呈螺旋式纵轴前进的。在人场与环境场之间进行互动时,人与环境的形态差别不断增加。但其节奏不会重复,如人的形态不会重复,而是以更复杂的形式再现。因而在生命过程中出现的系列变化就成为不断进行重新定型、逐渐趋向复杂化的一个单向性现象,并对达到目的有一定必然性的过程。总之,体内动态原则是从整体来看人的一种方法。整体性体现了人场和环境场发生相互作用的可能性;共振性是指它们发生了相互作用;而螺旋性是相互作用的结果和表现形式。

二、系统论在护理实践中的应用

罗杰斯认为,个体与环境不断地互相交换物质、信息和能量,环境是指个体以外的所有因素,两者之间经常交换使双方都具有开放系统的特点。在应用生命过程模式理论对患者进行护理评估时,所收集的资料应体现体内动态原则,主要是了解在不同实践阶段,环境是如何影响人的行为形态。护理评估是对整体的人,而不是对某一部分情况的评估,是对个人的健康与潜在健康问题的评估,而不是对疾病过程的评估。

第二节　自　理　理　论

奥瑞姆是美国著名的护理理论学家之一。她在长期的临床护理、教育、护理管理及研究中,形成和完善了自理模式。强调护理的最终目标是恢复和增强人的自护能力,对护理实践有着重要的指导作用。

一、自理理论概述

奥瑞姆的自理模式主要包括自理理论、自理缺陷理论和护理系统理论。

(一)自理理论

每个人都有自理需要,而且因不同的健康状况和生长发育的阶段而不同。自理理论包括自我护理、自理能力、自理的主体、治疗性自理需要和自理需要等5个主要概念。

(1)自我护理是个体为维持自身的结构完整和功能正常,维持正常的生长发育过程,所采取的一系列自发的调节行为。人的自我护理活动是连续的、有意义的。完成自我护理活动需要智慧、经验和他人的指导与帮助。正常成人一般可以进行自我护理活动,但是婴幼儿和那些不能完全自我护理的成人则需要不同程度的帮助。

(2)自理能力是指人进行自我护理活动的能力,也就是从事自我照顾的能力。自理能力是人为了维护和促进健康及身心发展进行自理的能力,是一个趋于成熟或已成熟的人的综合能力。人为了维持其整体功能正常,根据生长发育的特点和健康状况,确定并详细叙述自理需要,进行相应的自理行为,满足其特殊需要,比如,人有预防疾病和避免损伤的需要,在患病或受损伤后,有减轻疾病或损伤对身心损害的需要。奥瑞姆认为自理能力包括10个主要方面。①重视和警惕危害因素的能力:关注身心健康,有能力对危害健康的因素引起重视,建立自理的生活方式。②控制和利用体能的能力:人往往有足够的能量进行工作和日常生活,但疾病会不同程度地降低此能力,患病时人会感到乏力,无足够的能量进行肢体活动。③控制体位的能力:当感到不适时,有改变体位或减轻不适的能力。④认识疾病和预防复发的能力:患者知道引发疾病的原因、过程、治疗方法及预后,有能力采取与疾病康复和预防复发相关的自理行为,如改善或调整原有的生活方式、避免诱发因素、遵医嘱服药等。⑤动机:指对疾病的态度。若积极对待疾病,患者有避免各种危险因素的意向或对恢复工作、回归社会有信心等。⑥对健康问题的判断能力:当身体健康出现问题时,能作出决定,及时就医。⑦学习和运用与疾病治疗和康复相关的知识和技能的能力。⑧与医护人员有效沟通,配合各项治疗和护理的能力。⑨安排自我照顾行为的能力,能解释自理活动的内容和益处,并合理安排自理活动。⑩从个人、家庭和社会各方面寻求支持和帮助的能力。

(3)自理的主体:指完成自我护理活动的人。在正常情况下,成人的自理主体是本身,但是儿童、患者或残疾人等的自理主体部分是自己,部分为健康服务者或是健康照顾者(如护士等)。

(4)治疗性自理需要:指在特定时间内,以有效的方式进行一系列相关行为以满足自理需要,包括一般生长发育的和健康不佳时的自理需要。

(5)自理需要:为了满足自理需要而采取的所有活动,包括一般的自理需要、成长发展的自理需要和健康不佳时的自理需要。

一般的自理需要:是与生命过程和维持人体结构和功能的整体性相关联的需要。①摄取足够的空气、水和食物;②提供与排泄有关的照料;③维持活动与休息的平衡;④维持孤独及社会交往的平衡;⑤避免对生命和健康有害的因素;⑥按正常规律发展。

发展的自理需要:与人的成长发展相关的需要。不同的发展时期有不同的需要;有预防和处理在成长过程中遇到不利情况的需要。

健康不佳时的自理需要:个体在身体结构和功能、行为和日常生活习惯发生变化时出现的自理需要。包括:①及时得到治疗。②发现和照顾疾病造成的影响。③有效地执行诊断、治疗和康复方法。④发现和照顾因医护措施引起的不适和不良反应。⑤接受并适应患病的事实。⑥学习新的生活方式。

(6)基本条件因素:反映个体特征及生活状况的一些因素包括:年龄、健康状况、发展水平、社会文化背景、健康照顾系统、家庭、生活方式、环境和资源等。

（二）自理缺陷理论

自理缺陷是奥瑞姆理论的核心，是指人在满足其自理需要方面，在质或量上出现不足。当自理需要小于或等于自理主体的自理能力时，人就能进行自理活动。当自理主体的自理能力小于自理需要时，就会出现自理缺陷。这种现象可以是现存的，也可以是潜在的。自理缺陷包括两种情况：一种是当自理能力无法全部满足治疗性自理需要时，即出现自理缺陷；另一种是照顾者的自理能力无法满足被照顾者的自理需要。自理缺陷是护理工作的重心，护理人员应与患者及其家属进行有效沟通，保持良好的护患关系，以确定如何帮助患者，与其他医疗保健专业人士和社会教育性服务机构配合，形成一个帮助性整体，为患者及其家属提供直接帮助。

（三）护理系统理论

护理系统是在人出现自理缺陷时护理活动的体现，是依据患者的自理需要和自理主体的自理能力制订的。

护理力量是受过专业教育或培训的护士所具有的护理能力。既了解患者的自理需要及自理力量，并做出行动、帮助患者，通过执行或提高患者的自理力量来满足治疗性自理需要。

护理系统也是护士在护理实践中产生的动态的行为系统，奥瑞姆将其分为3个系统：即全补偿护理系统、部分补偿系统、辅助-教育系统。各护理系统的适用范围、护士和患者在各系统中所承担的职责如下所述。

1.全补偿护理系统

患者没有能力进行自理活动；患者神志和体力上均没有能力；神志清楚，知道自己的自理需要，但体力上不能完成；体力上具备，但存在精神障碍，无法对自己的自理需要作出判断和决定，对于这些患者需要护士给予全面的帮助。

2.部分补偿护理系统

它满足治疗性自理需要，既需要护士提供护理照顾，也需要患者采取自理行动。

3.辅助-教育系统

患者能够完成自理活动，同时也要求其完成；需要学习才能完成自理，没有帮助就不能完成。护士通过对患者提供教育、支持、指导，提高患者的自理能力。

这3个系统类似于我国临床护理中一直沿用至今的分级护理制度，即特级和一级护理、二级护理和三级护理。

奥瑞姆理论的特征：其理论结构比较完善而有新意；相对简单而且易于推广；奥瑞姆的理论与其他已被证实的理论、法律和原则也是一致的；奥瑞姆还强调了护理的艺术性及护士应具有的素质和技术。

二、自理理论在护理实践中的应用

奥瑞姆的自理理论被广泛应用在护理实践中，她将自理理论与护理程序有机地联系在一起，通过设计好的评估方法和工具评估患者的自理能力及自理缺陷，以帮助患者更好地达到自理。她将护理程序分为以下 3 步。

(一)评估患者的自理能力和自理需要

在这一步中，护士可以通过收集资料来确定患者存在哪些自理缺陷，以及引起自理缺陷的原因，评估患者的自理能力与自理需要，从而确定患者是否需要护理帮助。

1.收集资料

护士收集的资料包括患者的健康状况，患者对自身健康的认识，医师对患者健康的意见，患者的自理能力，患者的自理需要等。

2.分析与判断

在收集自理能力资料的基础上，确定以下问题：①患者的治疗性自理需要是什么。②为满足患者的治疗性自理需要，其在自理方面存在的缺陷有哪些。③如果有缺陷，是由什么原因引起的。④患者在完成自理活动时具备的能力有哪些。⑤在未来一段时间内，患者参与自理时具备哪些潜在能力，如何制定护理目标。

(二)设计合适的护理系统

根据患者的自理需要和能力，在完全补偿系统、部分补偿系统和辅助-教育系统中选择一个合适的护理系统，并依据患者智力性自理需要的内容制订出详细的护理计划，给患者提供生理和心理支持及适合于个人发展的环境，明确护士和患者的角色功能，以达到促进健康、恢复健康、提高自理能力的目的。

(三)实施护理措施

根据护理计划提供适当的护理措施，帮助和协调患者恢复和提高自理能力，满足患者的自理需要。

第三节 适 应 理 论

卡利斯塔·罗伊是美国护理理论家,她提出了适应模式。罗伊对适应模式的研究始于1964年,她分析并创造性地运用了一般系统理论、行为系统模式、适应理论、压力与应激理论、压力与应对模式,以及人类基本需要理论的有关理论观点,从而构建了罗伊适应模式。

一、适应理论概述

(一)罗伊适应模式的假设

该理论主要源于系统论、整体论、人性论和 Helson 适应理论的哲学观点:人是具有生物、心理和社会属性的有机整体,是一个适应系统。在系统与环境间存在着持续的信息、物质与能量的交换;人与环境间的互动可以引起自身内在或者外部的变化,而人在这变化环境中必须保持完整性,因此每个人都需要适应。

(二)罗伊适应模式的主要概念

1.刺激

来自外界环境或人体内部的可以引起反应的一个信息、物质或能量单位。

(1)主要刺激:指当时面对的需要立即适应的刺激,通常是影响人的一些最大的变化。

(2)相关刺激:所有内在的或外部的对当时情境有影响的刺激,这些刺激是可观察到的、可测量的,或是由本人主动诉说的。

(3)固有刺激:原有的构成本人特征的刺激,这些刺激与当时的情境有一定关联,但不易观察到及客观测量到。如:某患者因在室外高温下工作引起心肌缺氧,出现胸疼。其中主要刺激:心肌缺氧。相关刺激:高温、疼痛感、患者的年龄、体重、血糖水平和冠状动脉的耐受程度等。固有刺激:吸烟史和与其职业有关的刺激。

2.适应水平

人对刺激以正常的努力进行适应性反应的范围。每个人的反应范围都是不同的,受各人应对机制的影响而不断变化。

(三)罗伊的适应模式

罗伊的适应模式是以人是一个整体性适应系统的理论观点为理论构架的。

应用应对机制来说明人作为一个适应系统面临刺激时的内在控制过程。适应系统的内在控制过程,也就是应对机制,包括生理调节和心理调节。①生理调节:是遗传的,机体通过神经-化学物质-内分泌途径进行应答;②心理调节:则是后天习得的,机体通过感觉、加工、学习、判断和情感等复杂的过程进行应答。

生理调节和心理调节作用于效应器,即生理功能、自我概念、角色功能及相互依赖,形成了4种相应的适应方式。①生理功能:氧合功能、营养、排泄、活动与休息、皮肤完整性、感觉、体液、电解质与酸碱平衡、神经与内分泌功能等。②自我概念:个人在特定时间内对自己的看法与感觉,包括躯体自我与个人自我两部分。③角色功能方面:描述个人在社会中所承担角色的履行情况,分为3级,一级角色与机体的生长发育有关;二级角色来源于一级角色;三级角色由二级角色衍生出来。④相互依赖:陈述个人与其重要关系人及社会支持系统间的相互关系。

罗伊认为护理是一门应用性学科,她通过促进人与环境的互动来增进个体或人群的整体性适应。强调护理的目标:①促进适应性反应,即应用护理程序促进人在生理功能、自我概念、角色功能及相互依赖这4个方面对健康有利的反应。②减少无效性反应,护理活动是以健康为目标,对作用于人的各种刺激加以控制以促进适应反应;扩展个体的适应范围,使个人能耐受较大范围的刺激。罗伊对健康的认识为处于和成为一个完整的和全面的人的状态和过程。人的完整性则表现为有能力达到生存、成长、繁衍、主宰和自我实现;健康也使人的功能处于对刺激的持续适应状态,健康是适应的一种反映。罗伊认为环境是围绕着和作用于人的和群体的发展和行为的所有情况、事实和影响。环境主要是来自人内部和环绕于人周围的一些刺激,环境中包含主要刺激、相关刺激和固有刺激。

二、罗伊适应模式在护理中的应用

罗伊的适应模式是目前各国护理工作者广泛运用的护理学说。它从整体观点出发,着重探讨了人作为一个适应系统面对环境中各种刺激的适应层面与适应过程。为增进有效适应护理应不失时机地对个体的适应问题,以及引起问题产生的刺激因素加以判断和干预,从而促进人在生理功能、自我概念、角色功能与社会关系方面的整体性适应,提高健康水平。

适应模式一经提出便博得护理界的广为关注和极大兴趣,广泛应用于护理教育、研究和临床护理中。在护理教育中,先后被多个国家用作护理本科课程、高级文凭课程的课程设置理论框架。应用该模式为框架课程设置模式有3个优点:使学生明确护理的目的就是要促进和改善不同健康或疾病状态下的人在生理功能、自我概念、角色功能和相互依赖 4 个方面的适应能力与适应方法;体现了有别于医学的护理学课程特色,便于分析护理学课程与医学课程的区别与联系;有利于学生验证理论和发展对理论价值的分析和洞悉能力。

在科研方面,适应模式被用于多个护理定性和定量研究的理论框架。例如,患者及其家属对急、慢性疾病适应水平及适应方式的描述性研究,吸毒妇女在寻求帮助方面的适应性反应,手术患者家属的需求,丧偶的适应过程研究等。

在临床护理实践中,适应模式在国外已用于多种急、慢性疾病患者的护理,包括哮喘、慢性阻塞性肺疾病、心肌梗死、肝病、肾病、癌症等,同时此模式也用于指导康复护理及家庭和社区护理。近年来,在我国也有相关的文献报道,应用适应模式对乳腺癌患者进行护理等。

根据适应模式,罗伊将护理的工作方法分为 6 个步骤:一级评估、二级评估、护理诊断、制定目标、干预和评价。

(一)一级评估

一级评估是指收集与生理功能、自我概念、角色功能和相互依赖 4 个方面有关的行为,又称为评估。通过一级评估,护士可以确定患者的行为是适应性反应还是无效性反应。

(二)二级评估

二级评估是对影响患者行为的 3 种刺激因素的评估,具体内容包括以下几点。

1.主要刺激

主要刺激是对当时引起反应的主要原因的评估。

2.相关刺激

相关刺激包括吸烟、药物、饮酒、生理功能、自我概念、角色功能、相互依赖、应对机制及方式、生理及心理压力、社交方式、文化背景及种族、信仰、社会文化经济环境、物理环境、家庭结构及功能等。

3.固有刺激

固有刺激包括遗传、性别、信仰、态度、生长发育的阶段、特性及社会文化方面的其他因素。通过二级评估,可以帮助护士明确引发患者无效性反应的原因。

(三)护理诊断

护理诊断是对个体适应状态的陈述或诊断,护士通过一级和二级评估,可明确患者的无效反应及其原因,进而推断出护理问题或护理诊断。

(四)制定目标

目标是对患者经过护理干预后达到行为结果的陈述,包括短期目标和长期目标,制定目标时,护士应注意一定以患者的行为反应为中心,尽可能与患者及其家属共同制订,并尊重患者的选择,且制订可观察、可测量和可达到的目标。

(五)护理干预

干预是护理措施的制订和落实,罗伊认为护理干预可以通过控制或改变各种作用与适应系统的刺激,使其全部作用于个体适应范围内,控制刺激的方式有消除刺激、增强刺激、减弱刺激或改变刺激,干预也可着重于提高个体的应对能力,扩大适应的范围,尽量使全部刺激作用于适应范围以内,以促进适应性反应。

(六)护理评价

在此过程中,护士应将干预后患者的行为改变与目标行为相比较,既定的护理目标是否达到,衡量其中差异,找出未达到的原因,根据评价结果再调整,并进一步计划和采取措施。

第三章

常用护理技术

第一节 口腔护理

一、卧床患者

(一)目的

保持患者口腔清洁,预防口腔感染;观察患者口腔黏膜和舌苔有无异常,便于了解病情变化。

(二)操作前准备

1.告知患者及家属

告知操作目的、方法、注意事项,指导患者操作过程中的配合事宜。

2.评估患者

(1)病情、意识状态、自理能力、治疗情况、合作程度。

(2)口唇、口腔黏膜、牙龈、舌苔状况;有无活动性义齿。

3.操作护士

着装整洁、修剪指甲、洗手、戴口罩。

4.物品准备

治疗车、治疗盘、口腔护理包、口腔护理液、温开水、一次性治疗巾(或毛巾)、手电筒、隔离衣、快速手消毒剂、消毒桶、污物桶;遵医嘱备口腔用药。

5.环境

整洁、安静。

(三)操作过程

(1)穿隔离衣,携用物至患者床旁,核对腕带及床头卡。

（2）协助患者取适宜体位、头偏向操作者。

（3）颌下垫治疗巾，放置弯盘。

（4）温水棉球湿润口唇。

（5）药液棉球擦拭牙齿表面、颊部、舌面、舌下及硬腭部。

（6）清点棉球，温开水漱口。

（7）擦净面部，观察口腔情况，必要时遵医嘱用药。

（8）撤去治疗巾。

（9）整理床单位，协助患者恢复舒适体位。

（10）整理用物，按医疗垃圾分类处理用物。

（11）脱隔离衣。

（12）擦拭治疗车。

（13）洗手、记录、确认医嘱。

（四）注意事项

（1）擦拭过程中，动作应轻柔，特别是对有凝血功能障碍的患者，应防止碰伤黏膜及牙龈。

（2）有活动性义齿的患者协助清洗义齿。

（五）评价标准

（1）患者和家属知晓护士告知的事项，对服务满意。

（2）患者感觉舒适、口腔清洁，黏膜、牙齿无损伤。

（3）遵循查对制度，符合标准预防原则。

（4）操作过程规范、安全，动作轻柔。

二、昏迷患者

（一）目的

为昏迷患者行口腔护理，使患者舒适、预防感染。

（二）操作前准备

1.告知家属

操作目的、方法。

2.评估患者

（1）病情、意识状态、自理能力、治疗情况、合作程度。

（2）口唇、口腔黏膜、牙龈、舌苔状况；有无活动性义齿。

3.操作护士

着装整洁、修剪指甲、洗手、戴口罩。

4.物品准备

治疗车、口腔护理包、口腔护理液、手电筒、遵医嘱选择口腔药物、开口器、温开水、快速手消毒剂、隔离衣、消毒桶、污物桶。

(三)操作步骤

(1)穿隔离衣,携用物至患者床旁,核对腕带、床头卡。

(2)协助患者取安全、适宜体位。

(3)颌下垫治疗巾,放置弯盘。

(4)温水棉球湿润嘴唇,牙关紧闭者使用开口器。

(5)药液棉球擦洗方法同口腔护理。

(6)温水棉球再次擦洗。

(7)清点棉球,观察口腔情况。

(8)协助患者取舒适卧位。

(9)整理用物及床单位,按医疗垃圾分类处理用物。

(10)脱隔离衣,擦拭治疗车。

(11)洗手、记录、确认医嘱。

(四)注意事项

(1)操作时避免弯钳触及牙龈或口腔黏膜。

(2)棉球不宜过湿,操作中注意夹紧棉球,防止遗留在口腔内,禁止漱口。

(3)有活动性义齿的患者协助清洗义齿。

(4)使用开口器时从第二臼齿处放入。

(五)评价标准

(1)家属知晓护士告知的事项,对服务满意。

(2)遵循查对制度,消毒隔离、标准预防原则。

(3)护士操作过程规范、熟练,动作轻柔。

三、气管插管患者

(一)目的

为气管插管患者行口腔护理,使患者舒适、预防感染。

（二）操作前准备

1.告知患者和家属

操作目的、方法。

2.评估患者

(1)病情、生命体征、意识状态与合作程度。

(2)口腔黏膜有无出血点、溃疡、异味及口腔卫生状况。

(3)气管导管外露部分距门齿的长度。

3.操作护士

着装整洁、修剪指甲、洗手、戴口罩。

4.物品准备

治疗车、口腔护理包、一次性密闭式吸痰管、快速手消毒剂、隔离衣、消毒桶、污物桶等。

5.环境

整洁、安静。

（三）操作步骤

(1)穿隔离衣,携用物至患者床旁,核对腕带、床头卡。

(2)根据患者的病情,协助患者摆好体位。

(3)检查气囊压力,进行气管插管吸痰,并吸净口腔内的分泌物。

(4)测量气管导管外露部分距门齿的长度。

(5)两人配合,一人固定导管,另一人进行口腔护理(同昏迷患者口腔护理操作)。

(6)操作完毕后,将牙垫置于导管的一侧并固定,定期更换牙垫位置。

(7)再次测量气管导管外露长度和气囊压力。

(8)观察胸廓起伏情况,听诊双肺呼吸音。

(9)整理用物及床单位,按医疗垃圾分类处理用物。

(10)脱隔离衣,擦拭治疗车。

(11)洗手、记录、确认医嘱。

（四）注意事项

(1)操作前测量气囊压力。

(2)操作前后认真清点棉球数量,禁止漱口,可采取口鼻腔冲洗。

(3)检查气管导管深度和外露长度,避免移位和脱出。

（4）躁动者适当约束或应用镇静药。

（五）评价标准

（1）患者和家属能够知晓护士告知的事项，对服务满意。

（2）遵循查对制度，符合无菌技术，标准预防原则。

（3）操作过程规范、安全，动作娴熟。

第二节　鼻饲技术

一、目的

对病情危重、昏迷、不能经口或不愿正常摄食的患者，通过胃管供给患者所需的营养、水分和药物，维持机体代谢平衡，保证蛋白质和热量的供给需求，维持和改善患者的营养状况。

二、准备

（一）物品准备

1.治疗盘内

一次性无菌鼻饲包一套（硅胶胃管 1 根、弯盘 1 个、压舌板 1 个、50 mL 注射器 1 具、润滑剂、镊子 2 把、治疗巾 1 条、纱布 5 块）、治疗碗 2 个、弯血管钳 1 把、棉签适量、听诊器 1 副、鼻饲流质液（38～40 ℃）200 mL，温开水适量、手电筒 1 个、调节夹 1 个（夹管用）、松节油、漱口液、毛巾。慢性支气管炎的患者视情况备镇静剂、氧气。

2.治疗盘外

安全别针 1 个、夹子或橡皮圈 1 个、卫生纸适量。

（二）患者、护理人员及环境准备

患者了解鼻饲目的、方法、注意事项及配合要点。调整情绪，指导或协助患者摆好体位。护理人员应衣帽整齐，修剪指甲，洗手，戴口罩。环境安静、整洁、光线、温度及湿度适宜。

三、评估

（1）评估患者病情、治疗情况、意识、心理状态及合作度。

（2）评估患者鼻腔状况,有无鼻中隔偏曲、息肉,鼻黏膜有无水肿、炎症等。

（3）向患者解释鼻饲的目的、方法、注意事项及配合要点。

四、操作步骤

（1）确认患者并了解病情,向患者解释鼻饲目的,过程及方法。

（2）备齐用物,携至床旁核对床头卡、医嘱、饮食卡,核对流质饮食:种类、量、性质、温度、质量。

（3）患者如有义齿、眼镜应协助取下,妥善存放。防止义齿脱落误吞吐食管或落入气管引起窒息。插管时由于刺激可致流泪,取下眼镜便于擦除。

（4）取半坐位或坐位,可减轻胃管通过咽喉部时引起的咽反射,利于胃管插入。无法坐起者取右侧卧位,昏迷患者取去枕平卧位,头向后仰可避免胃管误入气管。

（5）将治疗巾围于患者颌下,保护患者衣服和床单,弯盘、毛巾放置于方便易取处。

（6）观察鼻孔是否通畅,黏膜有无破损,清洁鼻腔,选择通畅一侧便于插管。

（7）准备胃管测量胃管插入的长度,成人插入长度为 $45\sim55$ cm,一般取发际至胸骨剑突处或鼻尖经耳垂至胸骨剑突处,并进行标记,倒润滑剂于纱布上少许,润滑胃管前段 $10\sim20$ cm 处,减少插管时的摩擦阻力。

（8）左手持纱布托住胃管,右手持镊子夹住胃管前端,沿选定侧鼻孔缓缓插入,插管时动作轻柔,镊子前端勿触及鼻黏膜,以防损伤,当胃管插入 $10\sim15$ cm 通过咽喉部时,如为清醒患者指导其做吞咽动作及深呼吸,随患者做吞咽动作及深呼吸时顺势将胃管向前推进胃管,直至标记处。如为昏迷患者,将患者头部托起,使下颌靠近胸骨柄,可增大咽喉部通道的弧度,便于胃管顺利通过,再缓缓插入胃管至标记处。若插管时患者恶心、呕吐感持续,用手电筒、压舌板检查口腔咽喉部有无胃管盘曲卡住。如患者有呛咳、发绀、喘息、呼吸困难等误入气管现象,应立即拔管。休息后再插。

（9）确认胃管在胃内,用胶布交叉胃管固定于鼻翼和面颊部。验证胃管在胃内的 3 种方法:①打开胃管末端胶塞连接注射器于胃管末端抽吸,抽出胃液即可证实胃管在胃内。②置听诊器于患者胃区,快速经胃管向胃内注入 10 mL 空气,同时在胃部听到气过水声,即表示已插入胃内。③将胃管末端置于盛水的治疗碗内,无气泡溢出。

（10）灌食:连接注射器于胃管末端,先回抽见有胃液,再注入少量温开水,可润滑管壁,防止喂食溶液黏附于管壁,然后缓慢灌注鼻饲液或药液等。鼻饲液温度为 38～40 ℃,每次鼻饲量不应超过 200 mL,间隔时间不少于 2 小时,新鲜果汁,应与奶液分别灌入,防止凝块产生。鼻饲结束后,再次注入温开水 20～30 mL 冲洗胃管,避免鼻饲液积存于管腔中而变质,造成胃肠炎或堵塞管腔。鼻饲过程中,避免注入空气,以防造成腹胀。

(11)胃管末端胶塞:塞上如无胶塞可反折胃管末端,用纱布包好,橡皮圈系紧,用别针将胃管固定于大单,枕旁或患者衣领处防止灌入的食物反流和胃管脱落。

(12)协助患者清洁口腔,鼻孔,整理床单位,嘱患者维持原卧位 20～30 分钟,防止发生呕吐,促进食物消化、吸收。长期鼻饲者应每天进行口腔护理。

(13)整理用物,并清洁,消毒,备用。鼻饲用物应每天更换消毒,协助患者擦净面部,取舒适卧位。

(14)洗手,记录。记录插管时间,鼻饲液种类、量及患者反应等。

五、拔管

停止鼻饲或长期鼻饲需要更换胃管时进行拔管。

(1)携用物至床前,说明拔管的原因,并选择末次鼻饲结束时拔管。

(2)置弯盘于患者颌下,夹紧胃管末端放于弯盘内,防止拔管时液体反流,胃管内残留液体滴入气管。揭去固定胶布用松节油擦去胶布痕迹,再用清水擦洗。

(3)嘱患者深呼吸,在患者缓缓呼气时稍快拔管,到咽喉处快速拔出。

(4)将胃管放入弯盘中,移出患者视线,避免患者产生不舒服的感觉。

(5)清洁患者面部、口腔及鼻腔,帮助患者漱口,取舒适卧位。

(6)整理床单位,清理用物。

(7)洗手,记录拔管时间和患者反应。

六、注意事项

(1)注入药片时应充分研碎,全部溶解方可灌注。多种药物灌注时,应将药物分开灌注,每种药物之间用少量温开水冲洗一次,注意药物配伍禁忌。

(2)插胃管时护士与患者进行有效沟通,缓解紧张度。

(3)插管动作要轻稳,尤其是通过食管 3 个狭窄部位时(环状软骨水平处、平气管分叉处、食管通过膈肌处),以免损伤食管黏膜。

(4)每次鼻饲前应检查胃管是否在胃内及是否通畅,并用少量温开水冲管后方可进行喂食,鼻饲完毕后再次注入少量温开水,防止鼻饲液凝结。注入鼻饲液的速度要缓慢,以免引起患者不适。

(5)鼻饲液应现配现用,已配制好的暂不用时,应放在 4 ℃以下的冰箱内保存,保证 24 小时内用完,防止长时间放置变质。

(6)长期鼻饲者应每天进行两次口腔护理,并定期更换胃管,普通胃管每周更换一次,硅胶胃管每月更换一次,聚氨酯胃管留置时间 2 个月更换一次。更换胃管时应于当晚最后一次喂食后拔出,翌日晨从另一侧鼻孔插入胃管。

(7)每次灌注前或间隔 4～8 小时应抽胃内容物,检查胃内残留物的量。如残留物的量大于灌注量的 50％,说明胃排空延长,应告知医师采取措施。

第三节　营养支持技术

一、肠内营养

(一)目的

(1)全面、均衡、符合生理的营养供给,以降低高分解代谢,提高机体免疫力。

(2)维持胃肠道功能,保护肝脏功能。

(3)提供经济、安全的营养治疗。

(二)操作前准备

1.告知患者和家属

操作目的、方法、注意事项、配合方法。

2.评估患者

病情、意识状态、合作程度、营养状态、管饲通路情况、输注方式。

3.操作护士

着装整洁、修剪指甲、洗手、戴口罩。

4.物品准备

肠内营养液、营养泵、肠内营养袋、加温器、20 mL 注射器、温水。必要时备插线板。

5.环境

整洁、安静。

(三)操作过程

(1)携用物至患者床旁,核对腕带及床头卡。

(2)协助患者取半卧位。

(3)固定营养泵,安装管路,检查并确认喂养管位置,抽吸并评估胃内残留量。

(4)温水冲洗胃肠营养管并与管路连接。

(5)根据医嘱调节输注速度。

(6)加温器连于喂养管上(一般温度调节在 37～40 ℃)。

(7)核对。

(8)输注完毕,温水冲洗喂养管。

(9)包裹、固定胃肠营养管。

(10)协助患者取适宜卧位,整理床单位。

(11)整理用物,按医疗垃圾分类处理用物。

(12)擦拭治疗车。

(13)洗手、记录、确认医嘱。

(四)注意事项

(1)营养液现用现配,24 小时内用完。

(2)长期留置胃肠营养管者,每天用油膏涂擦鼻腔黏膜,每天进行口腔护理。

(3)输注前后或经胃肠营养管注入药物后均用温水冲洗胃肠营养管。

(4)定期(或按照说明书)更换胃肠营养管,对胃造口、空肠造口者,保持造口周围皮肤干燥、清洁。

(5)避免空气入胃,引起胀气。

(6)加温器放到合适的位置,以免烫伤患者。

(7)抬高床头,避免患者平卧引起误吸。

(8)观察并记录输注量,以及输注中、输注后的反应。

(9)特殊用药前后用约 30 mL 温水冲洗胃肠营养管,药片或药丸经研碎、溶解后注入胃肠营养管。

(10)注意放置恰当的管路标识。

(五)评价标准

(1)患者和家属能够知晓护士告知的事项,对服务满意。

(2)操作规范、安全,动作娴熟。

二、肠外营养

(一)目的

通过静脉途径输注各种营养素,补充和维持患者的营养。

(二)操作前准备

1.告知患者和家属

操作目的、方法、注意事项、配合方法。

2.评估患者

(1)病情、意识状态、合作程度、营养状态。

(2)输液通路情况、穿刺点及其周围皮肤状况。

3.操作护士

着装整洁、修剪指甲、洗手、戴口罩。

4.物品准备

治疗车、穿刺盘、营养液、20 mL注射器、输液泵、营养袋、加温器、温水。必要时备插线板。

5.环境

整洁、安静。

(三)操作过程

(1)携用物至患者床旁,核对腕带及床头卡。

(2)协助患者取舒适卧位。

(3)固定输液泵,连接电源。

(4)营养袋挂于仪器架上,排气。

(5)打开输液泵门,固定输液管,关闭输液泵门。

(6)开机,设置输液速度及预输液量。

(7)将感应器固定在墨菲氏滴管上端。

(8)消毒皮肤,二次排气。

(9)穿刺,启动输液泵,妥善固定管路。

(10)整理床单位,协助患者取舒适卧位。

(11)整理用物,按医疗垃圾分类处理用物。

(12)擦拭治疗车。

(13)洗手、记录、确认医嘱。

(四)注意事项

(1)营养液宜现配现用,若营养液配制后暂时不输注,冰箱冷藏,输注前室温下复温后再输,保存时间不超过 24 小时。

(2)等渗或稍高渗溶液可经周围静脉输入,高渗溶液应从中心静脉输入,明确标识。

(3)如果选择中心静脉导管输注,注意管路维护。

(4)不宜从营养液输入的管路输血、采血。

(五)评价标准

(1)患者和家属能够知晓护士告知的事项,对服务满意。

(2)遵循查对制度,符合无菌技术、安全给药原则。

(3)操作过程规范,动作娴熟。

第四节 无 菌 技 术

一、无菌包使用技术

(一)目的

保持已经灭菌的物品处于无菌状态。

(二)操作前准备

1.操作护士

着装整洁、修剪指甲、洗手、戴口罩。

2.物品准备

无菌包、无菌持物钳及容器、治疗盘。

3.操作环境

整洁、宽敞。

(三)操作步骤

(1)检查无菌包,核对名称、有效灭菌日期、化学指示胶带颜色、包布情况。

(2)打开无菌包,揭开化学指示胶带或系带,按原折叠顺序逐层打开。

（3）用无菌钳取出物品，放于指定的区域内。

（4）包内剩余物品，按原折痕包好。

（5）注明开包时间。

（6）包内物品一次全部取出时，将包托在手中打开，另一手将包布四角抓住，使包内物品妥善置于无菌区域内。

（7）整理用物。

（四）注意事项

（1）严格遵循无菌操作原则。

（2）无菌包置于清洁、干燥处，避免潮湿。

（3）打开包布时，手不可跨越无菌区，非无菌物品不可触及无菌面。

（4）注明开包日期，开启后的无菌包使用时间不超过 24 小时。

（五）评价标准

（1）遵循无菌操作原则。

（2）护士操作过程规范、准确。

二、戴无菌手套

（一）目的

执行无菌操作或者接触无菌物品时需戴无菌手套，以保护患者，预防感染。

（二）操作前准备

1.操作护士

着装整洁、修剪指甲、洗手、戴口罩。

2.物品准备

一次性无菌手套。

3.操作环境

整洁、宽敞。

（三）操作步骤

（1）检查无菌手套包装、有效期、型号。

（2）打开手套外包装。①分次取手套法：一手掀起口袋的开口处，另一手捏住手套翻折部分（手套内面）取出手套对准五指戴上。掀起另一只袋口，以戴着无菌手套的手指插入另一只手套的翻边内面，将手套戴好。②一次性取手套法：两手同时掀起口袋的开口处，分别捏住两只手套的翻折部位，取出手套。将两手套五指对准,先戴一只手,再以戴好手套的手指插入另一只手套的翻折内面,同法戴好。

(3)双手对合交叉调整手套位置,将手套翻边扣套在工作服衣袖外面。

(4)脱手套方法:①用戴着手套的手捏住另一只手套污染面的边缘将手套脱下。②戴着手套的手握住脱下的手套,用脱下手套的手捏住另一只手套清洁面(内面)的边缘,将手套脱下。③用手捏住手套的里面,将其丢至医疗垃圾桶内。

(5)整理用物,洗手。

(四)注意事项

(1)严格遵循无菌操作原则。

(2)戴无菌手套时,应防止手套污染。注意未戴手套的手不可触及手套的外面,戴手套的手不可触及未戴手套的手或者另一手套的里面。

(3)诊疗护理不同的患者之间应更换手套。

(4)脱手套时,应翻转脱下。

(5)脱去手套后,应按规定程序与方法洗手,戴手套不能替代洗手,必要时进行手消毒。

(6)操作时发现手套破损时,应及时更换。

(五)评价标准

(1)遵循无菌原则,符合无菌要求。

(2)操作过程规范、熟练。

(3)手套选择型号大小适宜,外观平整。

三、铺设无菌器械台

(一)目的

将无菌巾铺在清洁、干燥的器械台上,形成无菌区,放置无菌物品,以备手术使用。

(二)操作前准备

1.操作护士

着装整洁,修剪指甲,洗手,戴帽子、口罩。

2.物品准备

治疗车、无菌持物钳、无菌敷料包、器械包、手术衣及手术需要的物品。

3.操作环境

宽敞,洁净。

(三)操作过程

(1)核对、检查无菌包。

(2)打开无菌持物钳,标记开启时间。

(3)依次打开无菌敷料包、无菌器械包、无菌手术衣,分别铺置于治疗车上。

(4)用无菌持物钳夹取无菌手套置于手术衣旁。

(5)穿手术衣,戴无菌手套。

(6)整理台面,器械、敷料分别置于无菌台左、右侧。

(7)废弃物按医疗垃圾处理。

(四)注意事项

(1)严格执行无菌技术操作原则,预防交叉感染。

(2)无菌物品不超过器械台边缘。

(3)铺无菌台时身体须远离无菌区 10 cm 以上。

(4)无菌器械台边缘垂下的无菌单前侧比背侧长,无菌单垂缘至少 30 cm。

(五)评价标准

(1)符合无菌操作技术原则及查对制度。

(2)铺置无菌器械台顺序、方向正确。

(3)无菌器械台面平整,无菌物品摆放整齐、合理。

(4)移动无菌台方法正确。

(5)用物处理得当。

四、铺无菌盘

(一)目的

将无菌巾铺在清洁干燥的治疗盘内,形成无菌区,放置无菌物品,以供治疗时使用。

(二)操作前准备

1.操作护士

着装整洁、修剪指甲、洗手、戴口罩。

2.物品准备

治疗盘、无菌包、无菌持物钳及容器、无菌物品。

3.操作环境

整洁、宽敞。

(三)操作步骤

(1)检查无菌包,核对名称、有效灭菌日期、化学指示胶带颜色、包布情况。

(2)打开无菌包,使用无菌持物钳取出1块治疗巾,放于治疗盘内。

(3)剩余物品按原折痕包好,注明开包日期及时间。

(4)将无菌治疗巾双折平铺于治疗盘内,将上层呈扇形折叠到对侧,边缘向外。

(5)放入无菌物品。

(6)将上层盖于物品上,上下层边缘对齐,开口处向上翻折,两侧边缘向下翻折。

(7)注明铺盘日期及时间。

(8)整理用物。

(四)注意事项

(1)严格遵循无菌操作原则。

(2)铺无菌盘区域清洁干燥,无菌巾避免潮湿、污染。

(3)不可跨越无菌区,非无菌物品不可触及无菌面。

(4)注明铺无菌盘的日期、时间,无菌盘有效期为4小时。

(五)评价标准

(1)遵循无菌技术原则。

(2)操作轻巧、熟练、规范。

(3)用物放置符合节力及无菌要求。

(4)无菌物品摆放合理,折边外观整齐。

第四章

呼吸内科护理

第一节　急性呼吸道感染

急性呼吸道感染通常包括急性上呼吸道感染和急性气管-支气管炎。急性上呼吸道感染是鼻腔、咽或喉部急性炎症的总称。常见病原体为病毒,仅有少数由细菌引起。该病全年皆可发病,但冬春季节多发,具有一定的传染性,有时引起严重的并发症,应积极防治。急性气管-支气管炎是指感染、物理因素、化学因素、过敏等引起的气管-支气管黏膜的急性炎症,可由急性上呼吸道感染蔓延而来,多见于寒冷季节或气候多变时,或在气候突变时多发。

一、护理评估

(一)病因及发病机制

1.急性上呼吸道感染

急性上呼吸道感染有 70％～80％ 由病毒引起。这些病毒主要包括流感病毒、副流感病毒、呼吸道合胞病毒、腺病毒、鼻病毒等。因感染病毒类型较多,又无交叉免疫,人体产生的免疫力较弱且短暂,同时在健康人群中有病毒携带者,故一个人可多次发病。细菌感染占 20％～30％,可直接发生或继病毒感染之后发生,以溶血性链球菌最为多见,其次为流感嗜血杆菌、肺炎球菌和葡萄球菌等。偶见革兰阴性杆菌。当全身或呼吸道局部防御功能降低时,尤其是年老体弱或有慢性呼吸道疾病者更易患病,原先存在于上呼吸道或外界侵入的病毒和细菌迅速繁殖,引起该病。该病通过含有病毒的飞沫或被污染的用具传播。

2.急性气管-支气管炎

(1)感染:该病由病毒、细菌直接感染,或急性上呼吸道病毒(如腺病毒和流感病毒)、细菌(如流感嗜血杆菌和肺炎链球菌)感染迁延而来,也可在病毒感染后继发细菌感染,亦可为衣原体和支原体感染。

(2)物理、化学性因素:过冷空气、粉尘、刺激性气体或烟雾的吸入使气管-支气管黏膜受到急性刺激和损伤,引起该病。

(3)变态反应:吸入花粉、有机粉尘、真菌孢子等以及对细菌蛋白质过敏等,均可引起气管-支气管的变态反应。寄生虫(如钩虫、蛔虫的幼虫)移行至肺,也可致病。

(二)健康史

了解患者有无受凉、淋雨、过度疲劳等使机体抵抗力降低等情况,应注意询问本次起病情况、既往健康情况、有无呼吸道慢性疾病史等。

(三)身体状况

1.急性上呼吸道感染

急性上呼吸道感染的主要症状和体征个体差异大,根据病因不同可有不同类型,各型症状、体征之间无明显界限,也可互相转化。

(1)普通感冒:又称急性鼻炎或上呼吸道卡他,以鼻咽部卡他症状为主要表现,俗称"伤风"。成人多为鼻病毒所致,起病较急,初期有咽干、咽痒或咽痛,同时或数小时后有打喷嚏、鼻塞、流清水样鼻涕,2~3天分泌物变稠,伴咽鼓管炎,可引起听力减退,伴流泪、味觉迟钝、声嘶、少量咳嗽、低热不适、轻度畏寒和头痛。检查可见鼻腔黏膜充血、水肿、有分泌物,咽部轻度充血。如无并发症,一般经5~7天痊愈。

(2)流行性感冒(简称流感)则由流感病毒引起,起病急,鼻咽部症状较轻,但全身症状较重,伴高热、全身酸痛和眼结膜炎症状,而且常有较大或大范围的流行。

流行性感冒应及早应用抗流感病毒药物:起病2天内应用抗流感病毒药物治疗,才能取得最佳疗效。目前抗流感病毒药物包括离子通道 M_2 阻滞剂和神经氨酸酶抑制剂。离子通道 M_2 阻滞剂:包括金刚烷胺和金刚乙胺,主要对甲型流感病毒有效。金刚烷胺类药物是治疗甲型流感的首选药物,有效率达70%~90%。金刚烷胺的不良反应有神经质、焦虑、注意力不集中和轻微头痛等中枢神经系统不良反应,一般在用药后几小时出现。金刚乙胺的毒副作用较小。胃肠道反应主要为恶心和呕吐,停药后可迅速消失。对肾功能不全的患者需要调整金刚烷胺的剂量,对于老年人或肾功能不全者需要密切监测不良反应。神经氨酸酶抑制剂:奥司他韦(商品名达菲),作用机制是通过干扰病毒神经氨酸酶保守的唾液酸结合位点,从而抑制病毒的复制,对 A 型(包括 H5N1)和 B 型流感病毒均有效。成人每次口服 75 mg 奥司他韦,每天 2 次,连服 5 天,但须在症状出现2 天内开始用药。奥司他韦的不良反应少,一般为恶心、呕吐等消化道症状,也有腹痛、头痛、头晕、失眠、咳嗽、乏力等不良反应的报道。

(3)病毒性咽炎和喉炎:临床特征为咽部发痒,有灼热感,声嘶,讲话困难,咳嗽,咳嗽时咽喉疼痛,无痰或痰呈黏液性,有发热和乏力,伴有咽下疼痛常提示有链球菌感染。体检发现咽部明显充血和水肿,局部淋巴结肿大且触痛,提示流感病毒和腺病毒感染。腺病毒咽炎可伴有眼结膜炎。

(4)疱疹性咽峡炎:主要由柯萨奇病毒 A 引起,好发于夏季。有明显咽痛,常伴有发热,病程约一周。体检可见咽充血,软腭、腭垂、咽和扁桃体表面有灰白色疱疹及浅表溃疡,周围有红晕。该病多见于儿童,偶见于成人。

(5)咽结膜热:常为柯萨奇病毒、腺病毒等引起。该病好发于夏季,以游泳传播为主,多见于儿童。表现为发热、咽痛、畏光、流泪、咽及结膜明显充血。病程4~6 天。

(6)细菌性咽-扁桃体炎:多由溶血性链球菌感染所致,其次为流感嗜血杆菌、肺炎球菌、葡萄球菌等引起。起病急,咽痛明显,伴畏寒、发热,体温超过39 ℃。检查可见咽部明显充血,扁桃体充血、肿大,其表面有黄色点状渗出物,颌下淋巴结肿大伴压痛,肺部无异常体征。

该病如不及时治疗可并发急性鼻窦炎、中耳炎、急性气管-支气管炎。部分患者可继发病毒性心肌炎、肾炎、风湿热等。

2.急性气管-支气管炎

急性气管-支气管炎起病较急,常先有急性上呼吸道感染的症状,继之出现干咳或少量黏液性痰,随后可转为黏液脓性或脓性痰液,痰量增多,咳嗽加剧,偶可痰中带血。全身症状一般较轻,可有发热,38 ℃左右,多于 3~5 天消退。咳嗽(常为阵发性咳嗽)、咳痰为常见的症状,咳嗽、咳痰可延续 2~3 周才消失,如迁延不愈,则可演变为慢性支气管炎。呼吸音常正常或增粗,两肺可听到散在干啰音、湿啰音。

(四)实验室及其他检查

1.血常规

病毒感染者白细胞正常或偏低,淋巴细胞比例升高;细菌感染者白细胞计数和中性粒细胞增多,可有核左移现象。

2.病原学检查

可做病毒分离和病毒抗原的血清学检查,确定病毒类型,以区别病毒感染和细菌感染。做细菌培养及药物敏感试验,可判断细菌类型,并可指导临床用药。

3.X 线检查

胸部 X 线多无异常改变。

二、主要护理诊断及医护合作性问题

(一)舒适的改变

鼻塞、流涕、咽痛、头痛与病毒和/或细菌感染有关。

(二)潜在并发症

潜在并发症包括鼻窦炎、中耳炎、心肌炎、肾炎、风湿性关节炎。

三、护理目标

患者的躯体不适缓解,日常生活不受影响;体温恢复正常;呼吸道通畅;睡眠改善;无并发症发生或并发症被及时控制。

四、护理措施

(一)一般护理

注意隔离患者,减少探视,避免交叉感染。患者咳嗽或打喷嚏时应避免对着他人。对患者使用的餐具、痰盂等用具应按规定消毒;对一次性器具,回收后焚烧弃去。让患者多饮水,补充足够的热量。给予清淡、易消化、高热量、富含营养的食物。让患者避免刺激性食物,戒烟、酒。患者以休息为主,特别是在发热期间。部分患者往往因剧烈咳嗽而影响正常的睡眠,可给患者提供容易入睡的休息环境,保持病室温度、湿度适宜和空气流通,保证周围环境安静,关闭门窗。指导患者运用促进睡眠的方式,如睡前泡脚、听音乐。必要时可遵医嘱给予镇咳、祛痰或镇静药物。

(二)病情观察

关注疾病流行情况、鼻咽部发生的症状、体征及血常规和胸部 X 线结果的改变。注意并发症,耳痛、耳鸣、听力减退、外耳道流脓等提示中耳炎。头痛剧烈、发热、伴脓涕、鼻窦有压痛等提示鼻窦炎。在恢复期出现胸闷、心悸、眼睑水肿、腰酸和关节痛等提示心肌炎、肾炎或风湿性关节炎。

(三)对症护理

1.高热护理

体温超过 37.5 ℃,应每 4 小时测体温 1 次,观察体温过高的早期症状和体征。体温突然升高或骤降时,应随时测量和记录,并及时向医师报告。体温>39 ℃时,要采取物理降温。降温效果不好,可遵照医嘱选用适当的解热剂进行降温。患者出汗后应及时处理,保持皮肤的清洁和干燥,并注意给患者保暖。鼓励患者多饮水。

2.保持呼吸道通畅

清除气管、支气管内分泌物,减少痰液在气管、支气管内的聚积。指导患者采取舒适的体位进行有效咳嗽。观察咳痰情况,如痰液较多且黏稠,可嘱患者多饮水,或遵照医嘱给予雾化吸入治疗,以湿润气道、利于痰液排出。

(四)用药护理

1.对症治疗

选用抗感冒复合剂或中成药减轻发热、头痛,减少鼻、咽充血和分泌物,如对乙酰氨基酚(扑热息痛)、银翘解毒片。干咳者可选用右美沙芬、喷托维林(咳必清)等;咳嗽有痰,可选用复方氯化铵合剂、溴己新(必嗽平),或雾化祛痰。咽痛者可含服喉片或草珊瑚片等。气喘者可用平喘药,如特布他林、氨茶碱。

2.抗病毒药物

早期应用抗病毒药有一定疗效,可选用利巴韦林、奥司他韦、金刚烷胺、吗啉胍和抗病毒中成药等。

3.抗菌药物

如有细菌感染,最好根据药物敏感试验选择有效抗菌药物来治疗,常可选用大环内酯类、青霉素类、氟喹诺酮类及头孢菌素类。

根据医嘱选用药物,告知患者药物的作用、可能发生的不良反应和服药的注意事项,如按时服药;对应用抗生素者,注意观察有无迟发变态反应发生;对于应用解热镇痛药者注意避免大量出汗引起虚脱等。嘱患者发现异常,及时就诊。

(五)心理护理

急性呼吸道感染预后良好,多数患者于一周内康复,仅少数患者可因咳嗽迁延不愈而发展为慢性支气管炎,患者一般无明显心理负担。但如果咳嗽较剧烈,加之伴有发热,可能会影响患者的休息、睡眠,进而影响工作和学习,个别患者产生急于缓解咳嗽等症状的焦虑情绪。护理人员应与患者进行耐心、细致的沟通,通过对病情的客观评价,解除患者的心理顾虑,建立治疗疾病的信心。

(六)健康指导

1.疾病知识指导

帮助患者及其家属掌握急性呼吸道感染的诱发因素及该病的相关知识。嘱患者避免受凉、过度疲劳,注意保暖;外出时可戴口罩,避免寒冷空气对气管、支气管的刺激。嘱患者积极预防和治疗上呼吸道感染,症状改变或加重时应及时就诊。

2.生活指导

患者平时应加强耐寒锻炼,增强体质,提高机体免疫力;有规律地生活,避免过度劳累;保持室内空气新鲜、阳光充足;少去人群密集的公共场所;戒烟、酒。

五、护理评价

患者的舒适度改善,睡眠质量提高,未发生并发症或发生后被及时控制。

第二节　慢性支气管炎

慢性支气管炎是由感染或非感染因素引起的气管、支气管黏膜及其周围组织的慢性非特异性炎症。临床以咳嗽、咳痰或伴有喘息反复发作为特征,每年持续3个月以上,且连续2年以上。

一、病因和发病机制

慢性支气管炎的病因极为复杂,迄今尚有许多因素还不够明确。该病往往是多种因素长期相互作用的综合结果。

(一)感染

病毒、支原体和细菌感染是该病急性发作的主要原因。引起感染的病毒染以流感病毒、鼻病毒、腺病毒和呼吸道合胞病毒常见,细菌以肺炎链球菌、流感嗜血杆菌和卡他莫拉菌及葡萄球菌常见。

(二)大气污染

化学气体(如氯气、二氧化氮、二氧化硫),空气中的粉尘等均可刺激支气管黏膜,使呼吸道清除功能受损,为细菌入侵创造条件。

(三)吸烟

吸烟为该病发病的主要因素。吸烟时间的长短与吸烟量决定发病率的高低,吸烟者的患病率较不吸烟者高。

(四)过敏因素

喘息型支气管患者多有过敏史。患者的痰中嗜酸性粒细胞和组胺的含量及血中 IgE 含量明显高于正常情况。此类患者所患病实际上应属于慢性支气管炎合并哮喘。

(五)其他因素

气候变化,特别是寒冷空气与该病的病情加重有密切关系。自主神经功能失调,副交感神经功能亢进,老年人肾上腺皮质功能减退,慢性支气管炎的发病率增加。如果缺乏维生素 C、维生素 A,易患慢性支气管炎。

二、临床表现

(一)症状

患者常在寒冷季节发病,出现咳嗽、咳痰,尤以晨起显著,白天咳嗽、咳痰多于夜间。病毒感染时痰液为白色黏液泡沫状;继发细菌感染,痰液转为黄色或黄绿色黏液脓性,偶可带血。慢性支气管炎反复发作后,支气管黏膜的迷走神经感受器反应性增高,副交感神经功能亢进,可出现过敏现象而发生喘息。

(二)体征

早期多无体征。急性发作期可有肺底部闻及干啰音、湿啰音。喘息型支气管炎在咳嗽或深吸气后可闻及哮鸣音,发作时有广泛哮鸣音。

(三)并发症

(1)阻塞性肺气肿:为慢性支气管炎最常见的并发症。

(2)支气管肺炎:慢性支气管炎蔓延至支气管周围肺组织中,患者的表现为打寒战、发热、咳嗽加剧、痰量增多且呈脓性;白细胞总数及中性粒细胞增多;胸部 X 线显示双下肺野有斑点状或小片阴影。

(3)支气管扩张。

三、诊断

(一)辅助检查

1.血常规

白细胞总数及中性粒细胞数可升高。

2.胸部 X 线

对于单纯型慢性支气管炎,X 线片检查呈阴性或仅见双下肺纹理增多、增粗、模糊、呈条索状或网状。继发感染时为支气管周围炎症改变,表现为不规则斑点状阴影,重叠于肺纹理之上。

3.肺功能检查

早期病变多在小气道,常规肺功能检查多无异常。

(二)诊断要点

凡咳嗽、咳痰或伴有喘息,每年发作持续 3 个月,连续 2 年或 2 年以上者,并排除其他心、肺疾病(如肺结核、肺尘埃沉着病、支气管哮喘、支气管扩张、肺癌、肺脓肿、心脏病、心功能不全)、慢性鼻咽疾病后,即可诊断。如每年发病不足 3 个月,但有明确的客观检查依据(如胸部 X 线检查、肺功能),亦可诊断。

(三)鉴别诊断

1.支气管扩张

支气管扩张多于儿童或青年期发病,常继发于麻疹、肺炎或百日咳后,并有咳嗽、咳痰反复发作的病史,合并感染时痰量增多,并呈脓性或伴有发热,病程中常反复咯血。在肺下部周围可闻及不易消散的湿啰音。晚期重症患者可出现杵状指(趾)。胸部 X 线上可见双肺下野纹理粗乱或呈卷发状。薄层高分辨 CT(HRCT)检查有助于确诊。

2.肺结核

活动性肺结核患者多有午后低热、消瘦、乏力、盗汗等中毒症状。咳嗽痰量不多,常有咯血。老年肺结核的中毒症状多不明显,常被慢性支气管炎的症状所掩盖而误诊。胸部 X 线上可发现结核病灶,部分患者痰结核菌检查呈阳性。

3.支气管哮喘

支气管哮喘患者常为特质性患者或有过敏性疾病家族史,多于幼年发病,一般无慢性咳嗽、咳痰史。哮喘多突然发作,且有季节性,血和痰中嗜酸性粒细胞常增多,治疗后可迅速缓解。发作时双肺布满哮鸣音,呼气延长,缓解后可消失,且无症状,但气道反应性仍增高。慢性支气管炎合并哮喘的患者,病史中咳嗽、咳痰多发生在喘息之前,迁延不愈较长时间后伴有喘息,且咳嗽、咳痰的症状多较喘息更为突出。

4.肺癌

肺癌多发生于 40 岁以上,有多年吸烟史的男性患者。刺激性咳嗽常伴痰中带血和胸痛。胸部 X 线检查肺部常有块状影或反复发作的阻塞性肺炎。痰脱落细胞及支气管镜等检查可明确诊断。

5.慢性肺间质纤维化

慢性咳嗽,咳少量黏液性非脓性痰,进行性呼吸困难,双肺底可闻及爆裂音（Velcro 啰音）,严重者发绀并有杵状指。胸部 X 线见中下肺野及肺周边部纹理增多、紊乱、呈网状结构,其间见弥漫性细小斑点阴影。肺功能检查呈限制性通气功能障碍,弥散功能减低,PaO_2 下降。肺活检是确诊的手段。

四、治疗

(一)急性发作期及慢性迁延期的治疗

以控制感染、祛痰、镇咳为主,同时解痉平喘。

1.抗感染药物

及时、有效、足量,感染控制后及时停用,以免产生细菌耐药或二重感染。一般患者可按常见致病菌用药。可选用青霉素 G 80 万 U,肌内注射;复方磺胺甲噁唑(SMZ),每次 2 片,每次 2 次;阿莫西林 2～4 g/d,分 3～4 次口服;氨苄西林 2～4 g/d,分 4 次口服;头孢氨苄 2～4 g/d 或头孢拉定 1～2 g/d,分 4 次口服;头孢呋辛 2 g/d 或头孢克洛 0.5～1.0 g/d,分 2～3 次口服。亦可选择新一代大环内酯类抗生素,如罗红霉素,0.3 g/d,分 2 次口服。抗菌治疗疗程一般为 7～10 天,反复感染病例可适当延长。严重感染时,可选用氨苄西林、环丙沙星、氧氟沙星、阿米卡星、奈替米星或头孢菌素类联合静脉滴注给药。

2.祛痰镇咳药

刺激性干咳者不宜单用镇咳药物,否则痰液不易咳出。可给盐酸溴环己胺醇 30 mg 或羧甲基半胱氨酸 500 mg,每天 3 次,口服。乙酰半胱氨酸(富露施)及氯化铵甘草合剂均有一定的疗效。α-糜蛋白酶雾化吸入亦有消炎、祛痰的作用。

3.解痉平喘

解痉平喘主要为解除支气管痉挛,利于痰液排出。常用药物为氨茶碱 0.1～

0.2 g,8 小时 1 次口服;丙卡特罗 50 mg,每天 2 次;特布他林 2.5 mg,每天 2～3 次。有可逆性气道阻塞的慢性支气管炎患者应常规应用支气管舒张剂,如异丙托溴铵(异丙阿托品)气雾剂、特布他林。阵发性咳嗽常伴不同程度的支气管痉挛,应用支气管扩张药后可改善症状,并有利于痰液的排出。

(二)缓解期的治疗

应以增强体质、提高机体抗病能力和预防发作为主。

(三)中药治疗

采取扶正固本的原则,按肺、脾、肾的虚实辨证施治。

五、护理措施

(一)常规护理

1.环境

保持室内空气新鲜、流通,安静,舒适,温度、湿度适宜。

2.休息

患者在急性发作期应卧床休息,取半卧位。

3.给氧

持续低流量给氧。

4.饮食

给予高热量、高蛋白、高维生素、易消化的饮食。

(二)专科护理

1.解除气道阻塞,改善肺泡通气

及时清除痰液,应鼓励神志清醒的患者咳嗽。痰稠、不易咳出时,给予雾化吸入或用雾化泵喷入药物,减少局部淤血水肿,以利于痰液排出。为危重患者,定时更换体位,叩击背部,使痰易于咳出,餐前应给予胸部叩击或胸壁震荡。方法:患者取侧卧位,护士把两手手指并拢,手背隆起,指关节微屈,自肺底由下向上、由外向内叩拍胸壁,震动气管,边拍边鼓励患者咳嗽,以促进痰液的排出,对每侧肺叶叩击 3～5 分钟。对神志不清者,可进行机械吸痰,需注意无菌操作,抽吸压力要适当,动作轻柔,每次抽吸时间不超过 15 秒,以免加重缺氧。

2.合理用氧,减轻呼吸困难

根据缺氧和二氧化碳潴留程度的不同,合理用氧。一般给予低流量、低浓度、持续吸氧,如根据病情需要提高氧浓度,应辅以呼吸兴奋剂以刺激通气或使用呼吸机改善通气。吸氧后如呼吸困难缓解,呼吸频率减慢、节律正常,血压上升,心率减慢,心律正常,发绀减轻,皮肤转暖,神志转清,尿量增加,表示氧疗有效。若呼吸过缓,意识障碍加深,需考虑二氧化碳潴留加重,必要时采取增加通气量的措施。

第三节　支气管哮喘

支气管哮喘是一种慢性气管炎症性疾病。患者的支气管壁存在以肥大细胞、嗜酸细胞和 T 淋巴细胞为主的炎性细胞浸润,可经治疗缓解或自然缓解。该病多发于青少年,儿童患者多于成人患者,城市患者多于农村患者。近年的流行病学显示,哮喘的发病率或病死率均有所增加,我国哮喘发病率为 $1‰\sim2‰$。支气管哮喘的病因较为复杂,大多数患者在遗传因素的基础上,受到体内外多种因素激发而发病,并反复发作。

一、临床表现

(一)症状和体征

典型的支气管哮喘,发作前多有鼻痒、打喷嚏、流涕、咳嗽、胸闷等先兆症状,进而出现呼气性的呼吸困难伴喘鸣,患者被迫呈端坐呼吸,咳嗽、咳痰。发作持续几十分钟至数小时后自行或经治疗缓解。此为速发性哮喘反应。迟发性哮喘反应时,患者的气管呈持续高反应性状态,上述表现更为明显,较难控制。

少数患者可出现哮喘重度或危重度发作,表现为重度呼气性呼吸困难、焦虑,烦躁、端坐呼吸、大汗淋漓、嗜睡或意识模糊,应用一般支气管扩张药物不能缓解。此类患者若没有得到及时救治,可危及生命。

(二)辅助检查

1.血液检查

嗜酸性粒细胞、血清总免疫球蛋白 E(IgE)及特异性免疫球蛋白 E 均可增高。

2.胸部 X 线检查

哮喘发作期由于肺脏充气过度,肺部透亮度增高,合并感染时可见肺纹理增多及炎症阴影。

3.肺功能检查

哮喘发作期有关呼气流速的各项指标(如 FEV_1)均降低。

二、治疗原则

该病的防治原则是去除病因、控制发作和预防发作。控制发作应根据患者发作的轻重程度,抓住解痉、抗炎两个主要环节,迅速控制症状。

(一)解痉

哮喘轻度、中度发作时,常将氨茶碱稀释后静脉注射或加入液体中静脉滴注。根据病情让患者吸入或口服 β_2 受体激动剂。常用的 β_2 受体激动剂气雾吸入剂有特布他林、沙丁胺醇等。

哮喘重度发作时,应及早静脉给予足量氨茶碱及琥珀酸氢化可的松或甲泼尼松龙琥珀酸钠,病情得到控制后再逐渐减量,改为口服泼尼松龙,或根据病情吸入糖皮质激素,应注意不宜骤然停药,以免复发。

(二)抗感染

肺部感染的患者,应根据细菌培养及药敏结果选择应用有效抗生素。

(三)稳定内环境

及时纠正水、电解质及酸碱失衡。

(四)保证气管通畅

对痰多而黏稠,不易咳出或有严重缺氧及二氧化碳潴留者,应及时行气管插管,吸出痰液,必要时行机械通气。

三、护理

(一)一般护理

(1)将患者安置在清洁、安静、空气新鲜、阳光充足的房间,避免接触变应原(如花粉、皮毛、油烟)。护理操作时防止灰尘飞扬。喷洒灭蚊蝇剂或某些消毒剂前要转移患者。

(2)患者哮喘发作,呼吸困难时应给予适宜的靠背架或过床桌,让患者伏桌而坐,以帮助呼吸,减少疲劳。

(3)给予营养丰富的易消化的饮食,让患者多食蔬菜、水果,多饮水。同时让患者注意保持大便通畅,减少用力排便所致的疲劳。告诉患者严禁食用与发病有关的食物,如鱼、虾、蟹,并协助患者寻找变应原。

(4)对危重期患者,应保持皮肤清洁、干燥,定时为其翻身,防止压疮发生。因大剂量使用糖皮质激素,应做好口腔护理,防止发生口腔炎。

(5)哮喘重度发作时,因为大汗淋漓,呼吸困难甚至有窒息感,所以患者极度紧张、烦躁、疲倦。要耐心安慰患者,及时满足患者的需求,缓解其紧张情绪。

(二)观察要点

1.观察哮喘发作先兆

如患者主诉有鼻、咽、眼部发痒及咳嗽、流鼻涕等黏膜过敏症状时,应及时向医师报告采取,措施,减轻发作症状,尽快控制病情。

2.观察药物毒副作用

把 0.25 g 氨茶碱加入 20 mL 25％～50％的葡萄糖注射液中,静脉推注,时间至少 5 分钟,因浓度过高或推注得过快可使心肌过度兴奋而产生心悸、惊厥、血压骤降等严重反应。使用时要现配现用,静脉滴注时,不宜和维生素 C、促皮质激素、去甲肾上腺素、四环素类药物等配伍。久用糖皮质激素类药物可引起钠潴留、血钾含量降低、消化道溃疡病、高血压、糖尿病、骨质疏松、停药反跳等,须加强观察。

3.根据患者缺氧情况调整氧流量

氧流量一般为 3～5 L/min。保持气体充分湿化,每天更换氧气湿化瓶,给其消毒,防止医源性感染。

4.观察痰液黏稠度

哮喘发作患者过度通气,出汗过多,因此身体丢失的水分增多,致使痰液黏稠而形成痰栓,阻塞小支气管,导致呼吸不畅,感染难以控制。应通过静脉补液和饮水补足水分和电解质。

5.严密观察有无并发症

观察有无如自发性气胸、肺不张、脱水、酸碱失衡、电解质紊乱、呼吸衰竭、肺性脑病等并发症。监测动脉血气、生化指标,如发现异常需及时对症处理。

6.注意呼吸频率、深浅幅度和节律

重度发作患者的喘鸣音减弱乃至消失,呼吸变浅,神志改变,常提示病情危急,应及时处理。

(三)家庭护理

1.增强体质,积极防治感染

平时注意增加营养,根据病情做适量体力活动,如散步、做简易操、打太极

拳,以提高机体的免疫力。当感染发生时应及时就诊。

2.注意防寒避暑

寒冷可引起支气管痉挛,分泌物增加,同时感冒易致支气管及肺部感染。因此,冬季应适当提高居室温度,秋季进行耐寒锻炼、防治感冒,夏季避免大汗,防止痰液过稠而不易咳出。

3.尽量避免接触变应原

患者应戒烟,尽量避免到人员众多、空气污浊的公共场所。保持居室空气清新,室内可安装空气净化器。

4.防止呼吸肌疲劳

坚持进行呼吸锻炼。

5.稳定情绪

一旦哮喘发作,应控制情绪,保持镇静,及时吸入支气管扩张气雾剂。

6.家庭氧疗

家庭氧疗又称缓解期氧疗,对于患者的病情控制、存活期的延长和生活质量的提高有着重要意义。家庭氧疗时应注意氧流量的调节,严禁烟火,防止火灾。

7.缓解期的处理

哮喘缓解期的防治非常重要,对于防止哮喘发作及恶化,维持正常肺功能,提高生活质量,保持正常活动量等均具有重要意义。哮喘缓解期患者应坚持吸入糖皮质激素,可有效控制哮喘发作,吸入色甘酸钠和口服酮替酚亦有一定的预防哮喘发作的作用。

第四节　支气管扩张

支气管扩张是指直径大于 2 mm 的支气管管壁的肌肉和弹性组织破坏引起的慢性异常扩张。临床特点为慢性咳嗽、咳大量脓性痰和/或反复咯血。患者常有麻疹、百日咳或支气管肺炎等病史。随着人民生活条件的改善,麻疹、百日咳疫苗的预防接种以及抗生素的应用,该病的发病率已明显降低。

一、病因及发病机制

(一)支气管-肺组织感染和支气管阻塞

支气管-肺组织感染和支气管阻塞是支气管扩张的主要病因。感染和阻塞症状相互影响,促使支气管扩张发生和发展。婴幼儿期支气管-肺组织感染是最常见的病因,如婴幼儿麻疹、百日咳、支气管肺炎。

由于儿童的支气管较细,易阻塞,且管壁薄弱,反复感染破坏支气管壁各层结构,尤其是平滑肌和弹性纤维的破坏削弱了对管壁的支撑作用。支气管炎使支气管黏膜充血、水肿,分泌物阻塞管腔,导致引流不畅而加重感染。支气管内膜结核、肿瘤、异物引起管腔狭窄、阻塞,也是导致支气管扩张的原因之一。由于左下叶支气管细长,且受心脏血管压迫,引流不畅,容易发生感染,故支气管扩张多见于左下叶。肺结核引起的支气管扩张多发生在上叶。

(二)支气管先天性发育缺陷和遗传因素

此类支气管扩张较少见,如巨大气管-支气管症、Kartagener 综合征(支气管扩张、鼻窦炎和内脏转位)、肺囊性纤维化、先天性丙种球蛋白缺乏症。

(三)全身性疾病

目前已发现类风湿关节炎、克罗恩病、溃疡性结肠炎、系统性红斑狼疮、支气管哮喘等疾病可同时伴有支气管扩张。有些不明原因的支气管扩张患者的体液免疫和/或细胞免疫功能有不同程度的异常,提示支气管扩张可能与机体免疫功能失调有关。

二、临床表现

(一)症状

1.慢性咳嗽、大量脓痰

痰量与体位变化有关。晨起或夜间卧床改变体位时,咳嗽加剧,痰量增多。根据痰量多少可估计病情严重程度。感染急性发作时,痰量明显增多,每天可达数百毫升,呈黄绿色脓性痰。痰液静置后出现分层的特征:上层为泡沫,中层为脓性黏液,下层为坏死组织沉淀物。合并厌氧菌感染时痰有臭味。

2.反复咯血

50%～70%的患者有程度不等的反复咯血,咯血量与病情严重程度和病变范围不完全一致。大量咯血最主要的危险是窒息,应紧急处理。部分发生于上叶的支气管扩张的引流较好,痰量不多或无痰,以反复咯血为唯一症状,称为"干性支气管扩张"。

3.反复肺部感染

其特点是同一肺段反复发生肺炎并迁延不愈。

4.慢性感染中毒症状

反复感染者可出现发热、乏力、食欲减退、消瘦、贫血等,可影响儿童发育。

(二)体征

早期或干性支气管扩张多无明显体征,病变重或继发感染时在下胸部、背部常可闻及局限性、固定性湿啰音,有时可闻及哮鸣音;部分慢性患者伴有杵状指(趾)。

三、辅助检查

(一)胸部 X 线检查

早期无异常或仅见患侧肺纹理增多、增粗现象。典型表现是轨道征和卷发样阴影,感染时阴影内出现液平面。

(二)胸部 CT 检查

检查可见管壁增厚的柱状扩张或成串成簇的囊状改变。

(三)纤维支气管镜检查

该检查有助于发现患者出血的部位,鉴别腔内异物、肿瘤或其他支气管阻塞原因。

四、诊断要点

根据患者有慢性咳嗽、大量脓痰、反复咯血的典型临床特征,以及肺部闻及固定而局限性的湿啰音,结合儿童时期有诱发支气管扩张的呼吸道病史,一般可做出初步临床诊断。胸部影像学检查和纤维支气管镜检查可进一步明确诊断。

五、治疗要点

治疗原则是保持呼吸道引流通畅,控制感染,处理咯血,必要时手术治疗。

(一)保持呼吸道通畅

1.药物治疗

祛痰药及支气管舒张药具有稀释痰液、促进排痰的作用。

2.体位引流

体位引流对痰多且黏稠者的作用尤其重要。

3.经纤维支气管镜吸痰

若体位引流的排痰效果不理想,可经纤维支气管镜吸痰及生理盐水冲洗痰液,也可局部注入抗生素。

(二)控制感染

控制感染是支气管扩张急性感染期的主要治疗措施。应根据症状、体征、痰液性状,必要时参考细菌培养及药物敏感试验结果选用抗菌药物。

(三)手术治疗

对反复呼吸道急性感染或大咯血,病变局限在一叶或一侧肺组织,经药物治疗无效,全身状况良好的患者,可考虑手术切除病变肺段或肺叶。

六、常用护理诊断

(一)清理呼吸道无效

清理呼吸道无效与痰液黏稠和无效咳嗽有关。

(二)有窒息的危险

有窒息的危险与痰多、痰液黏稠或大咯血造成气道阻塞有关。

(三)营养失调

营养失调与反复感染导致机体消耗增加以及患者食欲缺乏、营养物质摄入不足有关。

(四)恐惧

恐惧与突然或反复大咯血有关。

七、护理措施

(一)一般护理

1.休息与环境

急性感染或咯血时应卧床休息,大咯血患者需绝对卧床,取患侧卧位。病室内保持空气流通,维持适宜的温度、湿度,注意保暖。

2.饮食护理

提供高热量、高蛋白、高维生素饮食,给予发热患者高热量流质或半流质饮食,避免冰冷、油腻、辛辣食物诱发咳嗽。鼓励患者多饮水,每天 1 500 mL 以上,以稀释痰液。指导患者在咳痰后及进食前后用清水或漱口液漱口,保持口腔清洁,促进食欲。

（二）病情观察

了解痰液的量、颜色、性质、气味和与体位的关系，记录 24 小时痰液排出量。定期测量生命体征，记录咯血量，观察咯血的颜色、性质及量。对病情严重者需观察有无窒息前症状，发现窒息先兆，立即向医师汇报并配合处理。

（三）对症护理

1.促进排痰

（1）指导有效咳嗽和正确的排痰方法。

（2）对采取体位引流者依据病变部位选择引流体位，使病肺居上，引流支气管开口向下，这样利于痰液流出。一般于饭前 1 小时进行。引流时可配合胸部叩击，提高引流效果。

（3）必要时遵医嘱选用祛痰剂或 β_2 受体激动剂（喷雾吸入），扩张支气管，促进排痰。

2.预防窒息

（1）鼓励痰液排出困难者多饮水或雾化吸入，协助患者翻身，为患者拍背或体位引流，以促进痰液排出，减少窒息发生的危险。

（2）密切观察患者的表情、神志、生命体征，观察并记录痰液的颜色、量与性质，及时发现和判断患者有无发生窒息的可能。如患者突然出现烦躁不安、神志不清，面色苍白或发绀、出冷汗、呼吸急促、咽喉部明显的痰鸣音，应警惕窒息的发生，并及时通知医师。

（3）对有意识障碍、年老体弱、咳嗽和咳痰无力、咽喉部有明显的痰鸣音、神志不清、突然涌出大量呕吐物等的高危患者，立即做好抢救准备，如迅速准备好吸引器、气管插管或气管切开等用物，积极配合抢救工作。

（四）心理护理

病程较长，咳嗽、咳痰、咯血反复发作或逐渐加重时，患者易产生焦虑、沮丧情绪。护理人员应多与其交谈，讲明支气管扩张反复发作的原因及治疗进展，帮助患者树立战胜疾病的信心，缓解焦虑不安的情绪。咯血时护理人员应陪伴、安慰患者，帮助稳定情绪，避免因情绪波动加重出血。

（五）健康教育

1.疾病知识指导

帮助患者及其家属了解疾病发生、发展与治疗、护理的过程，与其共同制订长期防治计划。宣传防治百日咳、麻疹、支气管肺炎、肺结核等呼吸道疾病的重要性。嘱患者及时治疗上呼吸道慢性病;避免受凉,预防感冒;戒烟,减少吸入刺激性气体,防止病情恶化。

2.生活指导

讲明加强营养对机体康复的作用,使患者能主动摄取必需的营养素,以增强机体抗病能力。鼓励患者参加体育锻炼,建立良好的生活习惯,劳逸结合,以维护心、肺功能。

3.用药指导

向患者介绍常用药物的用法和注意事项,观察疗效及不良反应。指导患者及其家属学习和掌握有效咳嗽、胸部叩击、雾化吸入和体位引流的方法,以利于长期坚持,控制病情的发展;使患者了解抗生素的作用、用法和不良反应。

4.自我监测指导

定期复查。嘱患者按医嘱服药,教会患者观察药物的不良反应。教会患者识别病情变化的征象,观察痰液的量、颜色、性质,了解痰液的气味和与体位的关系,并记录24小时痰液排出量。如有咯血,窒息先兆,立即前往医院就诊。

第五章

心内科护理

第一节 心 肌 炎

心肌炎常是全身性疾病在心肌上的炎症性表现。由于心肌病变范围大小及病变程度不同,轻者可无临床症状,严重可致猝死,诊断及时并经适当治疗者可完全治愈,迁延不愈者可形成慢性心肌炎或导致心肌病。

一、病因与发病机制

(一)病因

致病菌有细菌性白喉杆菌、溶血性链球菌、肺炎双球菌、伤寒杆菌等。致病的病毒有柯萨奇病毒、艾柯病毒、肝炎病毒、流行性出血热病毒、流感病毒、腺病毒等,其他病原微生物有真菌、原虫等。但目前以病毒性心肌炎较常见。

致病条件因素:①过度运动,运动可致病毒在心肌内繁殖复制加剧,加重心肌炎症和坏死。②细菌感染:细菌和病毒混合感染时,可能起协同致病作用。③妊娠:妊娠可以增强病毒在心肌内的繁殖,所谓围生期心肌病则可能是病毒感染所致。④其他:营养不良、高热、寒冷、缺氧、过度饮酒等,均可诱发病毒性心肌炎。

(二)发病机制

从动物实验、临床与病毒学、病理观察,发现有以下两种机制。

1.病毒直接作用

实验中将病毒注入血循环后可致心肌炎。在急性期,主要在起病 9 天以内,患者或动物的心肌中可分离出病毒,病毒荧光抗体检查结果呈阳性,或在电镜检查时发现病毒颗粒。病毒感染心肌细胞后产生溶细胞物质,使细胞溶解心肌间质增生、水肿及充血。

2.免疫反应

病毒性心肌炎起病 9 天后心肌内已不能再找到病毒,但心肌炎病变仍继续。有的患者病毒感染的其他症状轻微而心肌炎表现颇为严重;有的患者心肌炎的症状在病毒感染的其他症状开始一段时间以后方出现;有的患者的心肌中可能发现抗原抗体复合体。以上都提示免疫机制的存在。

(三)病理改变

病变范围大小不一,可为弥漫性或局限性。随病程发展可为急性或慢性。病变较重者肉眼见心肌非常松弛,呈灰色或黄色,心腔扩大。病变较轻者在大体检查时无发现,仅在显微镜下有所发现而赖以诊断,而病理学检查必须在多个部位切片,以免遗漏病变。在显微镜下,心肌纤维之间与血管四周的结缔组织中可发现细胞浸润,以单核细胞为主。心肌细胞可有变性、溶解或坏死。病变如在心包下区则可合并心包炎,成为病毒性心包心肌炎。病变可涉及心肌与间质,也可涉及心脏的起搏与传导系统(如窦房结、房室结、房室束和束支),这成为心律失常的发病基础。病毒的毒力越强,病变范围越广。在实验性心肌炎中,可见到心肌坏死之后由纤维组织替代。

二、临床表现

临床表现取决于病变的广泛程度与部位。重者可致猝死,轻者几乎无症状。老幼均可发病,但年轻人较易发病,男性患者多于女性患者。

(一)症状

心肌炎的症状可能出现于原发病的症状期或恢复期。如在原发病的症状期出现症状,其表现可被原发病掩盖。多数患者在发病前有发热、全身酸痛、咽痛、腹泻等症状,反映全身性病毒感染,但也有部分患者原发病症状轻,须仔细追问方能注意到,而心肌炎症状则比较显著。心肌炎患者常诉胸闷、心前区隐痛、心悸、乏力、恶心、头晕。临床上诊断的心肌炎中,90％左右以心律失常为主诉或首见症状,其中少数患者可由此而发生昏厥或阿-斯综合征。极少数患者起病后发展迅速,出现心力衰竭或心源性休克。

(二)体征

1.心脏扩大

轻者心脏不扩大,一般有暂时性扩大,不久即恢复。心脏扩大显著反映心肌炎广泛而严重。

2.心率改变

心率增速与体温不相称,或心率异常缓慢,均为心肌炎的可疑征象。

3.心音改变

心尖区第一音可减弱或分裂。心音可呈胎心样。心包摩擦音的出现反映有心包炎。

4.杂音

可见与发热程度不平行的心动过速。心尖区可能有收缩期吹风样杂音或舒张期杂音,前者为发热、贫血、心腔扩大所致,后者由左室扩大造成的相对性左房室瓣狭窄所致。杂音响度都不超过三级。心肌炎好转后杂音即消失。

5.心律失常

心律失常极常见,各种心律失常都可出现,以房性与室性期前收缩最常见,其次为房室传导阻滞,此外,心房颤动、病态窦房结综合征均可出现。心律失常是造成猝死的原因之一。

6.心力衰竭

重症弥漫性心肌炎患者可出现急性心力衰竭,它属于心肌泵血功能衰竭。左右心同时发生衰竭,引起心排血量过低,故除一般心力衰竭表现外,易合并心源性休克。

三、诊断

病毒性心肌炎的诊断必须建立在有心肌炎的证据和病毒感染的证据的基础上。胸闷、心悸常可提示病变波及心脏,心脏扩大、心律失常或心力衰竭为心脏明显受损的表现,心电图上 ST-T 改变与异位心律或传导障碍反映心肌病变的存在。病毒感染的证据有以下各点。

(1)有发热、腹泻或流感症状,发生后不久出现心脏症状或心电图变化。

(2)由于柯萨奇病毒最为常见,通常检测此组病毒的中和抗体,在起病早期和 2～4 周各取一次血标本,如果第二次抗体效所为第一次抗体效价的 5 倍或其中一次抗体效价≥1：640,可将其作为近期感染该病毒的依据。

(3)咽、肛拭子病毒分离,如呈阳性有辅助意义。

(4)用聚合酶链反应法从粪便、血清或心肌组织中检出病毒 RNA。

(5)心肌活检,用取得的活组织做病毒检测,病毒学检查对心肌炎的诊断有帮助。

四、治疗

患者应卧床休息,以减轻组织损伤,促使恢复加速。患者若伴有心律失常,应卧床休息2～4周,然后逐渐增加活动量;严重心肌炎伴有心脏扩大者,应休息6个月至1年,直到临床症状完全消失,心脏大小恢复正常。关于免疫抑制剂、激素的应用尚有争论,但重症心肌炎伴有房室传导阻滞、心源性休克心功能不全者均可应用激素。常用泼的松,40～60 mg/d,病情好转后逐渐减量,6周为1个疗程。必要时可用氢化可的松或地塞米松,静脉给药。心肌炎患者对洋地黄的耐受性差,要填用洋地黄。对心力衰竭者可用强心药、利尿剂、血管扩张剂。对心律失常者的治疗与一般心律失常的治疗相同。

五、病情观察

(1)定时测量体温、脉搏,体温与脉率增速是否成正比。
(2)密切观察患者呼吸频率、节律的变化,及早发现心功能不全。
(3)定时测量血压,观察和记录尿量,以及早判断有无心源性休克。
(4)急性期密切观察心率与心律,及早发现心律失常。

六、对症护理

(一)心悸、胸闷

保证患者休息,让急性期患者卧床。按医嘱及时使用改善心肌营养与代谢的药物。

(二)心律失常

当急性病毒性心肌炎患者出现四度房室传导阻滞或窦房结病变引起窦房传导阻滞、窦房停搏而致阿-斯综合征,应就地进行心肺复苏,并积极配合医师进行药物治疗或紧急做临时心脏起搏处理。

(三)心力衰竭

按心力衰竭护理常规来处理。

七、护理措施

(1)遵医嘱给予氧气吸入、药物治疗。注意发生心肌炎时心肌细胞对洋地黄的耐受性较差,应用洋地黄时应特别注意其毒性反应。
(2)**休息与活动**:反复向患者解释急性期卧床休息可减轻心脏负荷,减少心肌耗氧量,有利于心功能的恢复,防止病情恶化或转为慢性病程。患者在急性期常需卧床 2～3 个月,症状、体征和实验室检查结果正常后,方可逐渐增加活动量。

(3)心理护理:告诉患者体力恢复需要一段时间,不要急于求成。当活动耐力有所增加时,应及时给予鼓励。对不愿意活动或害怕活动的患者,应给予心理疏导,督促患者完成范围内的活动量。在恢复期仍应限制活动3～6个月。

(4)病情观察:在急性期严密监测患者的体温、心率、心律、血压,发现心率突然变慢、血压偏低、频发期前收缩、有房室传导阻滞时及时报告。观察患者有无脉速、易疲劳、呼吸困难、烦躁及肺水肿的表现。

(5)活动中监测:病情稳定后,与患者及其家属一起制订并实施每天活动计划;严密监测活动时心率、心律、血压的变化,若活动后出现胸闷、心悸、呼吸困难、心律失常等,应停止活动,以此作为限制最大活动量的指征。

八、健康教育

(1)讲解充分休息的必要性及心肌营养药物的作用。指导患者进食高蛋白、高维生素、易消化的饮食,尤其是补充富含维生素 C 的食物,如新鲜蔬菜、水果,以促进心肌代谢与修复。让患者戒烟、酒。

(2)告诉患者经积极治疗多数患者可以痊愈,少数患者可留有心律失常后遗症,极少数患者在急性期因严重心律失常、急性心力衰竭和心源性休克而死亡,部分患者演变成慢性心肌炎。

(3)患者应积极预防感冒,避免受凉及接触传染源,在恢复期每天进行一定的户外活动但不宜过多,以适应环境、增强体质。

(4)积极治疗和消除细菌感染灶,如慢性扁桃体炎、慢性鼻窦炎、中耳炎。

(5)患者应遵医嘱按时服药,定期复查。

(6)教会患者测脉搏、呼吸节律,发现异常或有胸闷、心悸等不适应症状时及时复诊。

第二节 心 包 炎

心包炎是指心包因细菌、病毒、自身免疫、物理因素、化学因素等而发生急性炎性反应和渗液,以及心包粘连、增厚、缩窄、钙化等慢性病变。临床上主要有急性心包炎和慢性缩窄性心包炎。

一、急性心包炎

(一)病因和病理

1.病因

急性心包炎常继发于全身疾病,可由感染、结缔组织异常、代谢异常、心肌梗死或某些药物引起,或为非特异性,临床上以结核性、化脓性和风湿性心包炎多见。过去急性心包炎常见于风湿热、结核及细菌感染。近年来有了明显变化,病毒感染、肿瘤及心肌梗死性心包炎发病率明显增多。另外,自身免疫、代谢性疾病、物理因素等均可引起该病。

2.病理

急性心包炎的病理可分为纤维蛋白性和渗出性。

(1)纤维蛋白性:为急性心包炎的初级阶段,心包的脏层出现纤维蛋白,白细胞及少量内皮细胞组成的炎性渗出物使心包壁呈绒毛状、不光滑。由于此期尚无明显液体积聚,心包的收缩和舒张功能不受限。

(2)渗出性:随着病情发展,心包腔渗出液增多,主要为浆液性纤维蛋白渗液。渗出液可呈血性、脓性,有 $100\sim300$ mL。积液一般数周至数月吸收,可伴有壁层和脏层粘连、增厚和缩窄。当短时间渗出液量增多,心包腔内压力迅速上升,限制心脏舒张期的血液充盈和收缩期的心排血量,超出心代偿能力时,可出现心脏压塞,发生休克。

(二)临床表现

1.纤维蛋白性心包炎

(1)症状:可由原发疾病引起,如结核患者可有午后潮热、盗汗。化脓性心包炎患者可打寒战、出现高热、出大汗等。心包本身有炎症,可出现胸骨后疼痛、呼吸困难、咳嗽、声音嘶哑、吞咽困难等。由于炎症波及第 5 或 6 肋间水平以下的心包壁层,此阶段心前区疼痛为最主要症状。急性特异性心包炎及感染性心包炎等疼痛症状较明显,而缓慢发展的结核性或肿瘤性心包炎的疼痛症状较轻。疼痛可为钝痛或尖锐痛,向颈部、斜方肌区(特别是左侧)或肩部放射,疼痛程度不等,通常在胸部活动、咳嗽和呼吸时加重,坐起和取前倾位时缓解。冠脉缺血疼痛则不随胸部活动或卧位而加重。

(2)体征:心包摩擦音是纤维蛋白性心包炎的典型体征。由粗糙的壁层和脏层在心脏活动时相互摩擦而产生,呈刮抓样,与心音发生无相关性。典型的心包摩擦音以胸骨左缘第3、4肋间最清晰,常间歇出现并且时间短暂,有时仅出现于收缩期,甚至仅在舒张期闻及。取坐位前倾时和深吸气时用听诊器加压更易听到。心包摩擦音可持续数小时到数天。当心包积液量增多,将两层包膜分开时,摩擦音消失,如有粘连,仍可闻及摩擦音。

2.渗出性心包炎

(1)症状:呼吸困难是心包积液时最突出的症状,与支气管、肺受压及肺淤血有关。呼吸困难严重时,患者呈端坐呼吸,身体前倾,呼吸浅快,可有面色苍白、发绀等。急性心脏压塞时,出现烦躁不安、上腹部胀痛、水肿、头晕甚至休克。也可出现压迫症状:压迫支气管引起激惹性咳嗽,压迫食管引起吞咽困难,压迫喉返神经导致声音嘶哑。

(2)体征:具体如下。

心包积液体征:①心界向两侧增大,相对浊音界消失,患者由坐位变卧位时第2、3肋间心浊音界增宽。②心尖冲动弱,可在心浊音界左缘内侧处触及。③心音遥远,心率增快。④Ewart征出现,大量心包积液压迫左侧肺部,在左肩胛骨下区可出现浊音及支气管呼吸音。

心包叩击音:少数患者在胸骨左缘第3、4肋间可听到响亮、呈拍击样的心包叩击音,由心脏舒张受到心包积液的限制,血流突然终止,形成漩涡和冲击心室壁产生震动所致。

心脏压塞体征:当心包积液聚集较慢时,可出现亚急性或慢性心包压塞,表现为体循环静脉淤血、奇脉等;快速心包积液(仅100 mL)即可引起急性心脏压塞,表现为急性循环衰竭、休克等。其征象如下:①体循环静脉淤血表现。颈静脉怒张,吸气时明显,静脉压升高,肝大伴压痛,有腹水,皮下水肿等。②心排血量下降引起收缩压降低,脉压变小,脉搏细弱,重者心排血量降低,发生休克。③奇脉,指大量心包积液,触诊时桡动脉呈吸气性显著减弱或消失,呼气时声音复原的现象。

(三)辅助检查

1.实验室检查
原发病为感染性疾病可出现白细胞计数增加、红细胞沉降率增快。

2.X线检查
渗出性心包炎心包积液量>300 mL时,心脏阴影向两侧扩大,上腔静脉影增宽,右心膈角呈锐角,心缘的正常轮廓消失,呈水滴状或烧瓶状,心脏随体位改变而移动。心脏搏动减弱或消失。

3.心电图检查

其改变取决于心包脏层下心肌受累的范围和程度。

(1)常规 12 导联(aVR 导联除外)有 ST 段弓背向下型抬高及 T 波增高,1 天至数天回到等电位线。

(2)T 波低平、倒置,可持续数周至数月或长期存在。

(3)可有低电压,大量积液时见电交替。

(4)可出现心律失常,以窦性心动过速多见。部分患者发生房性心律失常,还可有不同程度的房室传导阻滞。

4.超声心动图检查

该检查对诊断心包积液和观察心包积液量的变化有重要意义。M 型或二维超声心动图均可见液性暗区可确诊。

5.心包穿刺

心包穿刺对鉴别心包炎的性质、解除心脏压塞及治疗心包炎均有重要价值。

(1)心包积液测定腺苷脱氨酶活性,腺苷脱氨酶活性≥30 U/L 对结核性心包炎的诊断有高度的特异性。

(2)抽取定量的积液可解除心脏压塞症状。

(3)向心包腔内注入抗生素或化疗药物可治疗感染性或肿瘤性心包炎。

6.心包活检

心包活检可明确病因。

(四)治疗

急性心包炎的治疗与预后取决于病因,所以诊治的开始应着眼于筛选能影响处理的特异性病因,检测心包积液和注意其他超声心动图异常,并给予对症治疗。胸痛可以服用布洛芬 600~800 mg,每天 3 次,如果疼痛消失可以停用,如果对非甾体抗炎药物不敏感,可能需要给予糖皮质激素,口服泼尼松 60 mg,每天 1 次,1 周内逐渐减量至停服,也可以给予辅助性麻醉类止痛剂。急性非特异性心包炎和心脏损伤后综合征患者可有心包炎症,反复发作成为复发性心包炎,可以给予秋水仙碱 0.5~1.0 mg,每天 1 次,至少 1 年,缓慢减量至停药。如果是心包积液影响了血流动力学稳定,可以行心包穿刺。病因明确后应该针对病因进行治疗。

(五)护理评估

1.健康史

了解患者有无结核病史和近期有无纵隔、肺部或全身其他部位的感染史,有无风湿性疾病、心脏疾病、肾病及肿瘤、外伤、过敏、放射性损伤的病史。

2.身体状况

(1)全身症状:多由原发疾病或心包炎症本身引起,感染性心包炎常有畏寒、发热、肌肉酸痛、出汗等全身感染症状,结核性心包炎还有低热、盗汗、乏力等。

(2)心前区疼痛:为最初出现的症状,是纤维蛋白性心包炎的重要表现,多见于急性非特异心包炎和感染性心包炎(不包括结核性心包炎)。部位常在心前区或胸骨后,呈锐痛或刺痛,可放射至颈部、左肩、左臂、左肩胛区或左上腹部,于体位改变、深呼吸、咳嗽、吞咽、取左侧卧位时明显。

(3)呼吸困难:呼吸困难是渗出性心包炎最突出的症状。心脏压塞时,可有端坐呼吸、呼吸浅快、身体前倾和口唇发绀等。

(4)心包摩擦音:心包摩擦音是心包炎特征性体征,在胸骨左缘第3、4肋间听诊最清楚,呈抓刮样粗糙音,与心音的发生无相关性。部分患者可在胸壁触到心包摩擦感。

(5)心包积液征及心脏压塞征:心浊音界向两侧扩大,并随体位改变而变化,心尖冲动弱而弥散或消失,心率快,心音低而遥远。颈静脉怒张,肝大,腹水,下肢水肿。血压下降,脉压变小,奇脉,甚至出现休克征象。

(6)其他:气管、喉返神经、食管等受压,可出现刺激性咳嗽、声音嘶哑、吞咽困难等。

3.心理状况

患者常因住院影响工作和生活、心前区疼痛、呼吸困难而紧张、烦躁。急性心脏压塞时可出现晕厥,患者更感到恐慌、不安。

(六)护理诊断

1.疼痛(心前区疼痛)
疼痛与心包纤维蛋白性炎症有关。

2.气体交换受损
气体交换受损与肺淤血及肺组织受压有关。

3.心排血量减少
心排血量减少与大量心包积液妨碍心室舒张充盈有关。

4.体温过高
体温过高与感染有关。

5.焦虑
焦虑与住院影响工作、生活及病情重有关。

(七)护理目标

(1)疼痛减轻或消失。

(2)呼吸困难减轻或消失。

(3)心排血量能满足机体需要,心排血量减少症状和肺淤血症状减轻或消失。

(4)体温降至正常范围。

(5)焦虑感消失,情绪稳定。

(八)护理措施

1.一般护理

(1)保持病房安静、舒适、空气新鲜,温度、湿度适宜;帮助患者取半卧位或前倾坐位,提供床头桌便于患者伏案休息,以减轻呼吸困难。

(2)给予低热量、低动物脂肪、低胆固醇、含适量蛋白质和富含维生素的食物。嘱患者少食多餐,避免饱餐及刺激性食物,禁烟、酒。有肺淤血症状时给低盐饮食。

(3)出现呼吸困难或胸痛时立即给予氧气吸入,一般为 1~2 L/min,持续吸氧,嘱患者少说话,以减少耗氧。

(4)患者心前区疼痛时,遵医嘱适当给予镇静剂以减轻疼痛,嘱患者勿用力咳嗽或突然改变体位,以免诱发或加重心前区疼痛。

(5)患者畏寒或打寒战时,注意为其保暖;高热时,给予物理降温或按医嘱给予小剂量退热剂,退热时需补充体液,以防虚脱,及时为其揩干汗液,更换衣服、床单,防止受凉。

(6)鼓励患者说出感受,向患者简要介绍病情和进行必要的解释,给予心理安慰,使患者产生信任、安全感。

2.病情观察

(1)定时监测和记录生命体征,了解患者心前区疼痛的变化情况,密切观察心脏压塞的表现。

(2)患者呼吸困难,血压明显下降,口唇发绀,面色苍白,心动过速,甚至休克时,应及时向医师报告,并做好心包穿刺的准备工作。

(3)对水肿明显和应用利尿剂治疗的患者,需准确记录出入量,观察水肿部位的皮肤及有无乏力、恶心、呕吐、腹胀、心律失常等低血钾表现,并定期复查血清钾,出现低血钾症时遵医嘱及时补充氯化钾。

3.心包穿刺术护理

(1)术前:应备好心包穿刺包、急救药品及器械。向患者做好解释工作,将治疗的意义、过程、术中配合等告诉患者(如术中勿剧烈咳嗽或深呼吸),必要时遵医嘱给予少量镇静剂。

(2)术中:应陪伴患者,给予支持、安慰。熟练地配合医师进行穿刺治疗,配合医师观察心电图,出现 ST 段抬高或室性期前收缩提示针尖触及心室壁,出现 PR 段抬高和房性期前收缩,则提示针尖触及心房,应提醒医师立即退针。

(3)术后:应记录抽液量和积液性质,按要求留标本并送检。嘱患者绝对卧床 4 小时,可采取半卧位或平卧位。密切观察患者的血压、呼吸、脉搏、心率及心律的变化,并做好记录,发现异常及时进行处理。如患者因手术刺激出现胸痛或精神紧张而影响休息,可给予镇静剂。

4.健康指导

告知急性心包炎患者,经积极病因治疗,大多数患者可以痊愈,仅极少数患者的急性心包炎会演变成慢性缩窄性心包炎。因此,必须坚持足够疗程的有效药物治疗,以预防缩窄性心包炎。指导患者充分休息,摄取高热量、高蛋白、高维生素、易消化的饮食,限制钠盐的摄入量;防寒保暖,防止呼吸道感染。

(九)护理评价

(1)心前区疼痛是否缓解,能否随意调整体位,深呼吸、咳嗽、吞咽是否受影响,心包摩擦音是否消失。

(2)呼吸的频率及深度是否已恢复正常,发绀是否消失。

(3)血压和脉压是否已恢复正常,水肿、肝大等心脏压塞征象是否好转或已消失。

(4)体温是否下降或已恢复正常,血白细胞计数是否正常。

(5)紧张、烦躁、恐慌不安等不良心理反应是否消失,情绪是否稳定。

二、慢性缩窄性心包炎

(一)病因与病理

1.病因

慢性缩窄性心包炎继发于急性炎症,其原因为结核或其他感染、创伤和心脏手术等。在我国该病以结核性为最常见,其次为化脓性或创伤性心包炎演变而来,少数与心包肿瘤、急性非特异性心包炎及放射性心包炎等有关。

2.病理

缩窄性心包炎继发于急性心包炎。发生急性心包炎后,随着积液逐渐被吸收,可有纤维组织增生,心包增厚粘连,壁层与脏层融合钙化。心包缩窄使心室舒张期扩展受阻,心室舒张期充盈减少,使每搏输出量下降,导致动脉系统供血不足,进一步发展会影响心脏收缩功能,使静脉回流受阻,出现静脉系统淤血。

(二)临床表现

1.症状

起病隐匿,常于急性心包炎后数月至数年发生心包缩窄。早期症状为劳力性呼吸困难,严重时患者不能平卧,呈端坐呼吸。常见食欲缺乏、腹部胀满或疼痛、头晕、乏力等症状。

2.体征

(1)心脏体征:①心尖冲动减弱或消失。②心浊音界正常或稍大,心音低而遥远。③部分患者在胸骨左缘第 3、4 肋间于舒张早期可听到心包叩击音。④可出现期前收缩与房颤等。

(2)心包腔缩窄和心腔受压的表现:①出现静脉回流受限的体征,如颈静脉怒张、肝大、胸腔积液、腹水、下肢水肿。②少数患者出现 Friedreich 征(舒张早期颈静脉突然塌陷现象)和 Kussmaul 征(吸气时颈静脉怒张明显,静脉压进一步上升),是充盈压过高的右心房在三尖瓣开放时压力骤然下降所致。③收缩压降低,舒张压升高,脉压变小,脉搏细弱无力。由于心排血量减少,反射性引起周围小动脉痉挛。

(三)辅助检查

1.实验室检查

可有轻度贫血,肝淤血,肝功能损害,血浆精蛋白生成减少,肾淤血可有蛋白尿、一过性尿素氮含量升高。

2.X 线检查

心搏减弱或消失,可出现心影增大,呈三角形,左、右心缘变直,主动脉弓小或难以辨认;上腔静脉扩张;心包钙化等。

3.心电图检查

心电图检查常提示心肌受累的范围和程度。主要表现为 QRS 波群低电压和 T 波倒置或低平;T 波倒置越深,提示心肌损害越重。

4.超声心动图检查

检查可见心包增厚、钙化、室壁活动减弱等表现。

5.CT 及磁共振检查

CT 及磁共振检查是识别心包增厚和钙化可靠与敏感的方法。心室呈狭窄的管状畸形、心房增大和下腔静脉扩张,可提示心包缩窄。

6.右心导管检查

检查可见肺毛细血管压力、肺动脉舒张压力、右心室舒张末期压力及右心房压力均升高[>33.3 kPa(250 mmHg)]等特征性表现。右心房压力曲线呈 M 型或 W 型,右心室压力曲线呈收缩压轻度升高、舒张早期下陷和舒张期的高原型曲线。

(四)治疗

慢性缩窄性心包炎是一种进展性疾病。心包增厚、临床症状和血流动力学表现不会自动逆转,外科心包剥离术是唯一确切的治疗。内科治疗包括利尿、扩张静脉和限盐。窦性心动过速是一种代偿机制,所以应该避免或谨慎使用 β 受体阻滞剂。针对房颤伴快心室率,地高辛为首选药物,并应该在 β 受体阻滞剂和钙通道阻滞剂之前使用,将心率控制在 $80\sim90$ 次/分。

(五)护理评估

1.健康史

评估急性心包炎病史和治疗情况。

2.身体状况

起病缓慢,一般在急性心包炎后 $2\sim8$ 个月逐渐出现明显的心脏压塞(体循环淤血和心排血量不足)征象。主要表现为不同程度的呼吸困难、头晕、乏力、衰弱、心悸、胸闷、咳嗽、腹胀、食欲缺乏、肝区疼痛等;体征主要有颈静脉怒张、肝大、腹水、下肢水肿等;心脏听诊有心音低钝,有心包叩击音及期前收缩、心房颤动等心律失常;晚期可有收缩压下降,脉压变小等。

3.心理状况

患者因病程漫长、生活不能自理或需要做心包切开术等而焦虑不安。

(六)护理诊断

1.活动无耐力

活动无耐力与心排血量不足有关。

2.体液过多

体液过多与体循环淤血有关。

(七)护理目标

(1)活动耐力增强,能胜任正常体力活动。

(2)水肿减轻或消退。

(八)护理措施

1.一般护理

(1)患者需卧床休息,心慌、气短、水肿症状减轻后,方可起床轻微活动,并逐渐增加活动量。合理安排每天的活动计划,以活动后不出现心慌、呼吸困难、水肿加重为控制活动量的标准。

(2)给予高蛋白、高热量、高维生素饮食,适当限制钠盐的摄入量,防止因低蛋白血症及水钠潴留而加重腹水及下肢水肿。

(3)因机体抵抗力低下及水肿部位循环不良、营养障碍,易形成压疮和继发感染,故应加强皮肤护理,以免产生压疮。

(4)加强与患者的沟通,体贴、关怀患者,和家属共同做好思想疏导工作,消除患者的不良心理反应,使患者树立信心,以良好的精神状态配合各项治疗。

2.病情观察

定时监测和记录生命体征,准确记录出入量,密切观察心脏压塞症状的变化,发现病情变化尽快向医师报告,以便及时处理。

3.心包切开术的护理

心包切开引流术的目的是缓解压迫症状,防止心肌萎缩。

(1)术前向患者说明手术的意义和手术的必要性、可靠性,解除患者的顾虑,使患者和家属增强对手术的心理适应性和对医务人员的信任感。

(2)术后做好引流管的护理,记录引流液的量和性质,并按要求留标本并送检;同时严密观察患者的脉搏、心率、心律和血压变化,如有异常及时向医师报告并协助处理。

4.健康指导

教育缩窄性心包炎患者应注意充分休息,加强营养,注意防寒保暖,防止呼吸道感染;应尽早接受手术治疗,以恢复血流动力学和明显改善临床症状。

(九)护理评价

(1)活动后心慌、气短、乏力等症状有无减轻或缓解,日常生活能否自理。

(2)水肿是否减轻或已消失,颈静脉怒张、肝大、腹水等是否减轻或已恢复正常。

第三节　感染性心内膜炎

感染性心内膜炎为心脏内膜表面的微生物感染,伴赘生物形成。赘生物为大小不等、形状不一的血小板和纤维素团块,内含大量微生物和少量炎性细胞。瓣膜为最常受累部位,但感染也可发生在间隔缺损部位、腱索或心壁内膜。该病根据病程分为急性和亚急性:①急性感染性心内膜炎的特征为中毒症状明显;病程进展迅速,数天至数周引起瓣膜破坏;感染迁移多见;病原体主要为金黄色葡萄球菌。②亚急性感染性心内膜炎的特征为中毒症状轻;病程数周至数月;感染迁移少见;病原体以草绿色链球菌多见,其次为肠球菌。

感染性心内膜炎又可分为自体瓣膜、人工瓣膜和静脉药瘾者的心内膜炎。

一、自体瓣膜心内膜炎

(一)病因及发病机制

1.病因

链球菌和葡萄球菌分别占自体心内膜炎病原微生物的 65% 和 25%。急性自体瓣膜心内膜炎主要由金黄色葡萄球菌引起,少数由肺炎球菌、淋球菌、A 族链球菌和流感杆菌等所致。亚急性自体瓣膜心内膜炎最常见的致病菌是草绿色链球菌,其次为 D 族链球菌、表皮葡萄球菌,其他细菌较少见。

2.发病机制

(1)亚急性病例至少占 2/3,发病与下列因素有关。①血流动力学因素:亚急性感染性心内膜炎主要发生于器质性心脏病,这类器质性心脏病为心脏瓣膜病;其次为先天性心血管病,如室间隔缺损、动脉导管未闭、法洛四联症和主动脉瓣缩窄。赘生物常位于血流从高压腔经病变瓣口或先天缺损处至低压腔产生高速射流和湍流的下游,可能与这些部位的压力下降和内膜灌注减少,有利于微生物沉积和生长有关。高速射流冲击心脏或大血管内膜处致局部损伤易于感染。②非细菌性血栓性心内膜炎病变:当心内膜的内皮受损,暴露其下结缔组织的胶原纤维时,血小板在该处聚集,形成血小板微血栓和纤维蛋白沉着,成为结节样无菌性赘生物,称非细菌性血栓性心内膜病变。③短暂性菌血症:各种感染或细菌寄居的皮肤黏膜的创伤常导致暂时性菌血症,循环中的细菌若定居在无菌性赘生物上,即可发生感染性心内膜炎。④细菌感染无菌性赘生物:取决于发生菌血症之频度和循环中细菌的数量、细菌黏附于无菌性赘生物的能力。草绿色链球菌从口腔进入血流的机会频繁,黏附力强,因而成为亚急性感染性心内膜炎的最常见致病菌。

细菌定居后,迅速繁殖,促使血小板进一步聚集和纤维蛋白沉积,感染赘生物增大。当赘生物破裂时,细菌又被释放进入血流。

(2)急性自体瓣膜心内膜炎的发病机制尚不清楚,主要累及正常心瓣膜,主动脉瓣常受累。病原菌来自皮肤、肌肉、骨骼或肺等部位的活动感染灶。循环中细菌量大,细菌毒力强,具有高度侵袭性和黏附于内膜的能力。

(二)临床表现

1.症状

从暂时的菌血症至出现症状的时间长短不一,多在2周以内。

(1)亚急性感染性心内膜炎起病隐匿,可有全身不适、乏力、食欲缺乏、面色苍白、体重减轻等非特异性症状,头痛、背痛和肌肉关节痛常见。发热是最常见的症状,多呈弛张热型,午后和夜间体温较高,伴寒战和盗汗。

(2)急性感染性心内膜炎以败血症为主要临床表现。起病急骤,进展迅速,患者出现高热、寒战、呼吸急促,伴有头痛、背痛、胸痛和四肢肌肉关节疼痛,突发心力衰竭者较为常见。

2.体征

(1)心脏杂音:80%~85%的患者可闻及心脏杂音,杂音性质的改变为该病的特征性表现,急性者要比亚急性者更易出现杂音强度和性质的变化,可由基础心脏病和/或心内膜炎导致瓣膜损害所致,与赘生物的生长和破裂、脱落有关。腱索断裂或瓣叶穿孔是迅速出现新杂音的重要因素。

(2)周围体征:多为非特异性,近年已不多见。①瘀点,可出现于任何部位,以锁骨以上皮肤、口腔黏膜和睑结膜常见。②指和趾甲下线状出血。③Osler结节,为指和趾垫出现的豌豆大的红色或紫色痛性结节,略高出皮肤,常见于亚急性者。④Roth斑,为视网膜的卵圆性出血斑块,其中心呈白色,多见于亚急性者。⑤Janeway损害,是位于手掌或足底,直径1~4 mm的无压痛出血红斑,常见于急性者。

(3)动脉栓塞:多见于病程后期,但对于约1/3的患者是首发症状。赘生物引起动脉栓塞占20%~40%,栓塞可发生在机体的任何部位。脑、心脏、脾、肾、肠系膜、四肢和肺为临床常见的动脉栓塞部位。脑栓塞时可出现神志和精神改变、视野缺损、失语、吞咽困难、瞳孔大小不对称、偏瘫、抽搐或昏迷等表现。肾栓塞时常出现腰痛、血尿等,严重者可有肾功能不全。脾栓塞时,患者出现左上腹剧痛,呼吸或体位改变时加重。肺栓塞时常发生突然胸痛、气急、发绀、咯血。

(4)其他:贫血较常见,主要由感染导致骨髓抑制而引起,多为轻度、中度,晚期患者可重度贫血。15%~50%的病程超过 6 周的患者可有脾大。部分患者可见杵状指(趾)。

(三)并发症

(1)心脏并发症:心力衰竭为最常见并发症,其次为心肌炎。

(2)动脉栓塞和血管损害多见于病程后期,对于部分患者可为首发症状。①脑:约 1/3 的患者有神经系统受累,表现为脑栓塞、脑细菌性动脉瘤、脑出血(细菌性动脉瘤破裂引起)和弥漫性脑膜炎。患者出现神志和精神改变、失语、视野缺损、轻偏瘫、抽搐或昏迷等表现。②肾:大多数患者有肾脏损害,包括肾动脉栓塞、肾梗死、肾小球肾炎和肾脓肿。迁移性脓肿多见于急性患者。肾栓塞常血尿、腰痛等,严重者可有肾功能不全。③脾:发生脾栓塞,患者出现左上腹剧痛,呼吸或体位改变时加重。④肺:肺栓塞常突然胸闷、气急、胸痛、发绀、咯血等。⑤动脉:肠系膜动脉损害可出现急腹症症状;肢体动脉损害出现受累肢体变白或发绀、发冷、疼痛、跛行,甚至动脉搏动消失。⑥其他:可有细菌性动脉瘤。迁移性脓肿多见于急性期患者。

二、人工瓣膜心内膜炎

发生于人工瓣膜置换术后 60 天以内者为早期人工瓣膜心内膜炎,60 天以后发生者为晚期人工瓣膜心内膜炎。早期人工瓣膜心内膜炎常为急性暴发性起病,约 1/2 的致病菌为葡萄球菌,致病菌还包括革兰阴性杆菌和真菌。晚期人工瓣膜心内膜炎以亚急性表现常见,致病菌以链球菌最常见,其次为葡萄球菌。除赘生物形成外,常致人工瓣膜部分破裂、瓣周漏、瓣环周围组织和心肌脓肿,最常累及主动脉瓣。术后发热,出现心杂音、脾大或有周围栓塞征,血培养同一种细菌呈阳性结果至少 2 次,可诊断该病。该病预后不良,难以治愈。

三、静脉药瘾者心内膜炎

静脉药瘾者心内膜炎多见于年轻男性。致病菌最常来源于皮肤,药物污染所致者较少见。金黄色葡萄球菌为主要致病菌,其次为链球菌、革兰阴性杆菌和真菌。该病大多累及正常心瓣膜,三尖瓣受累占 50%以上,其次为主动脉瓣和二尖瓣受累。急性发病者多见,常伴有迁移性感染灶。亚急性表现多见于有感染性心内膜炎史者。伴右心金黄色葡萄球感染者的年轻患者的病死率在 5%以下,而左心革兰阴性杆菌和真菌感染者预后不良。

四、护理

(一)护理目标

患者的体温恢复正常,心功能改善,活动耐力增加;营养改善,抵抗力增强;焦虑减轻,未发生并发症或发生后被及时控制。

(二)护理措施

1.一般护理

(1)休息与活动:急性感染性心内膜炎患者应卧床休息,限制活动,保持环境安静、空气新鲜,减少探视。亚急性感染性心内膜炎患者可适当活动,但应避免剧烈运动及情绪激动。

(2)饮食:给予清淡、高热量、高蛋白、高维生素、低胆固醇、易消化的半流食或软食,补充营养和水分。心力衰竭者适当限制钠盐的摄入量。注意变换饮食的口味,鼓励患者多饮水,做好口腔护理,以增进食欲。

2.病情观察

(1)观察体温及皮肤黏膜变化:每4～6小时测量一次体温,准确绘制体温曲线,以反映体温的动态变化,判断病情进展及治疗效果。评估患者有无皮肤瘀点、指(趾)甲下线状出血、Osler结节等皮肤黏膜病损。

(2)栓塞的观察:注意观察脑、肾、肺、脾和肢体动脉等栓塞的表现,脑栓塞时出现神志和精神改变、失语、偏瘫或抽搐等,肾栓塞时出现腰痛、血尿等,肺栓塞时发生突然胸痛、呼吸困难、发绀和咯血等,脾栓塞时出现左上腹剧痛,肢体动脉栓塞表现为肢体变白或发绀、皮肤温度降低、动脉搏动减弱或消失等。有变化及时向医师报告并协助处理。

3.发热护理

高热患者应卧床休息。使注意病室的温度和湿度适宜。给予冰袋物理降温或温水擦浴等,准确记录体温变化。患者出汗较多时可在其衣服和皮肤之间垫上柔软的毛巾,便于潮湿后及时更换,增强患者的舒适感,并防止因频繁更衣而导致患者受凉。保证被服干燥、清洁,以增加患者的舒适感。

4.用药护理

抗微生物药物治疗是最重要的治疗措施。遵医嘱给予抗生素治疗,观察用药效果。坚持大剂量、全疗程、长时间的抗生素治疗,严格按照时间点用药,以确保维持有效的血药浓度。注意保护静脉,可使用静脉留置针,避免多次穿刺而增加患者的痛苦。注意观察药物的不良反应。

5.正确采集血培养标本

告诉患者暂时停用抗生素和反复多次采血培养的必要性,以取得患者的理解与配合。该病的菌血症为持续性,无须在体温升高时采血。每次采血量为10～20 mL,做需氧菌和厌氧菌培养,至少培养3周。

(1)对未经治疗的亚急性患者,应在第一天每间隔1小时采血1次,共3次。如次日未见细菌生长,重复采血3次后,开始抗生素治疗。

(2)对用过抗生素者,停药2～7天再后采血。

(3)急性患者入院后应立即为其安排采血,在3小时内每隔1小时采血1次,共取3次血标本后,按医嘱开始治疗。

6.心理护理

由于发热、感染不易控制,疗程长,甚至出现并发症,患者常出现情绪低落、恐惧心理,应加强与患者的沟通,耐心解释治疗的目的与意义,安慰、鼓励患者,给予心理支持,使其积极配合治疗。

7.健康指导

教患者及其家属有关该病的知识,告知坚持足够疗程的抗生素治疗的重要意义。在给患者施行口腔手术,泌尿道、生殖道和消化道的侵入性检查或外科手术前应预防性使用抗生素。嘱患者注意防寒保暖,保持口腔和皮肤清洁,少去公共场所,减少病原体入侵的机会。教会患者自我监测体温变化、有无栓塞表现,定期门诊随访。教育家属应给患者照顾、精神支持,鼓励患者积极治疗。

(三)护理评价

通过治疗和护理,患者的体温基本恢复正常,心功能得到改善,活动耐力提高;营养状况改善,抵抗力增强;焦虑减轻,未发生并发症或并发症发生后得到及时控制。

第四节　恶性心律失常

恶性心律失常是指在短时间内引起血流动力学障碍,导致患者晕厥甚至猝死的心律失常。它主要指危及生命的室性心律失常,如危险性室性期前收缩(多源性室性期前收缩、成对室性期前收缩、伴有 R-on-T 现象的期前收缩),持续室性心动过速(室速),尖端扭转型室性心动过速,心室扑动(室扑)与心室颤动(室颤),严重室内传导阻滞或完全性房室传导阻滞等。它是根据心律失常的程度及性质分类的一类严重心律失常,也是一类需要紧急处理的心律失常。

一、期前收缩

根据异位起搏点部位的不同,期前收缩可分为房性、房室交界区性和室性期前收缩。期前收缩起源于一个异位起搏点,称为单源性;起源于多个异位起搏点,称为多源性。

临床上将偶尔出现的期前收缩称为偶发性期前收缩。如果期前收缩＞5 个/分,称为频发性期前收缩。如每一个窦性搏动后出现一个期前收缩,称为二联律;每两个窦性搏动后出现一个期前收缩,称为三联律;每一个窦性搏动后出现两个期前收缩,称为成对期前收缩。

(一)病因及发病机制

1.病因

各种器质性心脏病(如冠心病、心肌炎、心肌病、风湿性心脏病、二尖瓣脱垂)可引起期前收缩。电解质紊乱、应用某些药物亦可引起期前收缩。另外,健康人在过度劳累、情绪激动、大量吸烟和饮酒、饮浓茶、喝咖啡时可发生期前收缩。

2.发病机制

心律失常有多种不同机制,如返折、异常自律性、后除极触发激动,主要心律失常的电生理机制主要包括冲动形成异常、冲动传导异常以及两者并存。

(1)冲动形成异常。①常自律性状态:窦房结、结间束、冠状窦口周围、房室结的远端和希氏束-浦肯野系统的心肌细胞均有自律性。自主神经系统兴奋性改变或心肌传导系统的内在病变,均可导致原有正常自律性的心肌细胞发放不适当的冲动,如窦性心律失常、逸搏心律。②异常自律性状态:正常情况下心房、心室肌细胞是无自律性的快反应细胞,病变使膜电位降低达 $-60\sim-50$ mV 时,这些细胞出现异常自律性,而原本有自律性的快反应细胞(浦肯野纤维)的自律性也增高,异常自律性引起心律失常,如房性或室性快速心律失常。③后除极触发激动:当局部儿茶酚胺浓度升高、血钾含量高、血钙含量高、洋地黄中毒及心肌缺血再灌注时,心房、心室与希氏束-浦肯野系统在动作电位后可产生除极活动,被称为后除极。若后除极的振幅增大并抵达阈值,便可引起反复激动,可导致持续性快速性心律失常。

（2）冲动传导异常。折返是所有快速性心律失常最常见的发病机制,传导异常是产生折返的基本条件。传导异常包括:①心脏两个或多个部位的传导性与应激性各不相同,相互连接形成一个有效的折返环路;②折返环的两支应激性不同,形成单向传导阻滞;③另一个通道传导缓慢,使原先发生阻滞的通道有足够的时间恢复兴奋性;④原先阻滞的通道再次激动,从而完成一次折返激动。冲动在环内反复循环,从而产生持续而快速的心律失常。

（二）临床表现

偶发期前收缩大多无症状,可有心悸或感到1次心跳加重或有心跳暂停感。频发期前收缩使心排血量降低,引起乏力、头晕、胸闷等。

脉搏检查可有脉搏不齐,有时期前收缩本身的脉搏减弱。听诊呈心律失常,期前收缩的第一心音常增强,第二心音相对减弱甚至消失。

（三）辅助检查

1.房性期前收缩

特点:①P波提前发生,其形态与窦性P波稍有差异,提前发生的P波P-R间期＞0.12秒;②提前的P波后继以形态正常的QRS波;③期收缩后常可见不完全性代偿间歇。

2.房室交界性期前收缩

特点:①提前出现的QRS-T波群,该QRS-T波形态与正常窦性激动的QRS-T波群基本相同;②P波为逆行型(在标准的Ⅱ导联、Ⅲ导联与aVF导联中倒置),可出现在QRS波群之前(P-R间期＜0.12秒),或出现在QRS波群之后(R-P间期＜0.20秒),偶尔可埋没于QRS波群之内;③期前收缩后多见有完全性代偿间歇。

3.室性期前收缩

特点:①提前出现的QRS-T波群前无P波;②提前出现的QRS波群宽大、畸形,时限通常大于0.12秒;③T波与QRS波群主波方向相反;④期前收缩后可见完全性代偿间歇。

4.室性期前收缩的类型

间位性室性期前收缩即室性期前收缩恰巧插入两个窦性搏动之间;二联律指每个窦性搏动后跟随一个室性期前收缩,三联律指每两个窦性搏动后跟随一个室性期前收缩,如此类推;连续发生两个室性期前收缩称为成对室性期前收缩;同一导联内室性期前收缩形态不同者称多形或多源性室性期前收缩。

（四）诊断

1.病因与诱因

期前收缩可发生于正常人,但是心脏神经症与器质性心脏病患者更易发生。情绪激动、精神紧张、疲劳、消化不良、过度吸烟、过度饮酒或喝浓茶都可引发期前收缩。冠心病、心肌炎、晚期二尖瓣病变、甲亢性心脏病患者常易发生期前收缩。洋地黄、奎尼丁、拟交感神经类药物、氯仿、环丙烷麻醉药等的毒性作用,缺钾,心脏手术或者心导管检查均可引起期前收缩。

2.临床表现特点

期前收缩可无症状,亦可有心悸或心搏骤停感。频发的期前收缩可导致乏力、头晕等,原有心脏病者可诱发或者加重心绞痛或心力衰竭。听诊可发现心律失常,期前收缩后有较长的代偿间歇。期前收缩的第一心音多增强,第二心音多减弱或消失。期前收缩呈二联律或三联律时,可听到每两次或三次心搏后有长间歇。期前收缩插入2次正规心搏间,可表现为3次心搏连续。脉搏触诊可发现间歇脉。

3.辅助检查

辅助检查依据心电图的特点。

（五）治疗

1.病因治疗

积极治疗病因,消除诱因,例如,改善心肌供血,控制炎症,纠正电解质紊乱,防止情绪紧张和过度疲劳。

2.对症治疗

偶发期前收缩无重要临床意义,不需要特殊治疗,亦可用小量镇静药或β受体阻滞剂。对症状明显、呈联律的期前收缩需应用抗心律失常药物来治疗,如频发房性、交界区性期前收缩,常选用维拉帕米、β受体阻滞剂等。对室性期前收缩常选用利多卡因、胺碘酮等。对洋地黄中毒引起的室性期前收缩应立即停用洋地黄,并给予钾盐和苯妥英钠。

二、室性心动过速

室性心动过速(ventricular tachycardia,VT)简称室速,是指起源于希氏束分叉以下部位、自发、连续3个和3个以上、频率＞100次/分的室性心动过速。该病常见于器质性心脏病,如冠心病、急性心肌梗死或急性缺血、各种心肌病,也见于心肌炎、风心病、二尖瓣脱垂、主动脉瓣狭窄、先天性心脏病中伴有肺动脉高压和右心室发育不良者,亦可由严重电解质紊乱、药物中毒或心脏手术引起。

一次室速发作的持续时间超过 30 秒,或不到 30 秒即引起血流动力学的紊乱,必须紧急处理,为持续性室速。若发作不足 30 秒即自动终止,则为非持续性室速。

(一)临床表现

(1)轻者可无自觉症状或仅有心悸、胸闷、乏力、头晕、出汗等轻微的不适感。

(2)器质性心脏病并发室速,伴发频率较快者常出现血流动力学紊乱,出现心慌、胸闷、气促、低血压、休克、眩晕和昏厥,也可出现急性心力衰竭、急性肺水肿、呼吸困难、心绞痛,心肌梗死和脑供血不足,甚至发展为心室扑动/心室颤动、阿-斯综合征而猝死。

(3)心率为 130~200 次/分,节律整齐或轻微不齐,第一心音强弱不等,颈静脉搏动与第一心音不一致,可见"大炮波"。有血流动力学障碍者可出现血压降低、呼吸困难、大汗、四肢冰冷等表现。

(二)心电图检查

(1)连续出现 3 个或 3 个以上宽大、畸形的 QRS 波,QRS 间期>0.12 秒,P 波与 QRS 波之间无固定关系,常伴 ST-T 改变。

(2)心率为 100~250 次/分,心律规则或略不规则。

(3)可有房室分离、心室夺获或/和室性融合波。

(4)可有单形性和多形性室速。

(5)室速前后可见室性期前收缩,形态通常一致,但也有不一致者。

(6)室速可自行终止,终止前常有频率和节律的改变,也可转变为室扑或室颤,转变前多有心室率的加速。

(三)治疗原则

(1)无器质性心脏病患者发生非持续性室速,如无症状及晕厥发作,无须进行治疗。持续性室速发作,无论有无器质性心脏病,均应给予治疗。对有器质性心脏病的非持续性室速亦应考虑治疗。

(2)对无血流动力学障碍者,可应用利多卡因、索他洛尔、普罗帕酮等药物终止室速。药物无效时,可选用胺碘酮或直流电复律。

(3)对有血流动力学障碍者,首选同步直流电复律。

(4)对洋地黄中毒引起的室速,不宜用电复律,应给予药物治疗。

(5)消除诱发室性心动过速的诱因,如纠正低钾血症、休克,停用洋地黄制剂。

(6)积极治疗原发病,例如,积极治疗心功能不全,重建冠脉血运以改善心肌供血。

(四)疗效标准

1.痊愈

通过射频消融消除室速病灶,使其不再发作或通过植入式心律转复除颤器(ICD)自动转复治疗室速发作或治疗原发疾病、消除室速的诱发因素后室速不再发作。

2.好转

通过各种治疗手段室速发作频率、持续时间明显减少。

3.加重

室速发作频率、持续时间明显增加,临床症状加重。

(五)预防复发

(1)去除病因,例如,治疗心肌缺血,纠正水、电解质平衡紊乱,治疗低血压、低钾血症,治疗充血性心力衰竭,这些有助于减少室速发作的次数。

(2)窦性心动过缓或房室传导阻滞时,心室率过于缓慢,有利于室性心律失常的发生,可给予阿托品治疗,或应用人工心脏起搏。

(3)考虑药物长期治疗的毒副作用,最好通过电生理检查来筛选。

(4)对 QT 间期延长的患者优先选用 I B 类药,如美西律。普罗帕酮疗效确切,不良反应较少,亦可优先选用。

(5)β受体阻滞剂能降低心肌梗死后猝死的发生率,对预防心肌梗死后心律失常的疗效较好。

(6)维拉帕米对大多数室速无预防效果,但可应用于"维拉帕米敏感性室速"患者,此类患者常无器质性心脏病基础,QRS 波群呈右束支传导阻滞伴有电轴左偏。

(7)单一药物无效时,可联合应用作用机制不同的药物,各药物用量均可减少。

(8)对缓慢性心律失常基础上出现的室速,可考虑安装起搏器,并合用抗心律失常药物。

(9)对发作时有明显血流动力学障碍者、通过射频消融术不能根治的室性心动过速者,可植入 ICD 预防心脏性猝死。

（10）持续性室速或心搏骤停复苏后患者如有器质性心脏病，首选 ICD。

（11）对特发性室速，可经射频导管消融术予以根治。

三、尖端扭转型室性心动过速

尖端扭转型室速（torsade de pointes，TDP）是多形性室性心动过速的一个特殊类型，发作时 QRS 波形态多变，振幅与波峰呈周期性改变，主波方向沿等电位线向上或向下波动而近似扭转。通常在原发或继发性 QT 间期延长的基础上发生。病因可为先天性，有低钾血症或低镁血症，应用ⅠA 类药物或某些ⅠC 类药物、吩噻类和三环类抗抑郁药，颅内病变，心动过缓（特别是三度房室传导阻滞）等。

（一）临床表现

（1）心律绝对不规则，脉搏细速，常可闻及分裂的心音和奔马律。

（2）面色苍白，四肢厥冷，可伴有不同程度的神经、精神症状。

（二）心电图检查

（1）发作时 QRS 波群的振幅与波群呈周期性改变，宛如围绕等电位线扭转，频率为 200～250 次/分钟。

（2）可发生在窦性心动过缓或完全性传导阻滞的基础上。

（3）QT 间期通常大于 0.5 秒，U 波明显，T-U 波融合，有时这种异常仅出现在心动过速前一个心动周期。

（4）室性期前收缩发生在舒张晚期，落到前面 T 波终末部分可诱发室速。

（5）长-短周期序列之后，易诱发尖端扭转型室性心动过速。

（6）短联律间期的尖端扭转型室速，其前无长间歇或心动过速，配对间期极短，易发展为室颤。

（7）无 QT 间期延长的多形性室速有时类似于尖端扭转型室速，应予以鉴别。

（三）治疗原则

（1）纠正可逆性诱因及病因，尤其是导致 QT 间期延长的病变或药物。

（2）首先静脉注射硫酸镁（硫酸镁 2 g 加入生理盐水中，稀释至 40 mL，缓慢注射，然后以 8 mg/min 静脉滴注）。

（3）避免使用ⅠA 类、ⅠC 类和Ⅲ类可加重 QT 间期延长的药物。

（4）缓慢心律失常时，临时选用异丙基肾上腺素或阿托品或起搏治疗。

(5)对先天性长 QT 综合征患者,可选用 β 受体阻滞剂、左颈胸交感神经切断术或 ICD 等。

(四)预防复发

(1)长期口服 β 受体阻滞剂。

(2)对于获得性药物或电解质紊乱造成的扭转性室速,清除诱因可预防复发。

四、心室扑动与心室颤动

心室扑动与心室颤动分别简称室扑与室颤,分别为心室肌快而微弱的无效收缩或各部位心室肌不协调乱颤,心脏无排血,心音和脉搏消失,心、脑等器官和周围组织血液灌注停止,导致阿-斯综合征发作和猝死。室扑与室颤为致命性心律失常,常见于急性心肌梗死、心肌炎、完全性房室传导阻滞、严重低钾血症与高钾血症、心脏手术、低温麻醉、心血管造影或心导管检查术、严重缺氧、电击以及溺水等。

(一)临床表现

(1)意识丧失,抽搐,呼吸不规则或停顿,甚至死亡。

(2)心音消失,脉搏摸不到,血压测不出,瞳孔散大,对光反射消失等。

(二)心电图检查

(1)心室扑动呈正弦波图形,波幅大而规则,频率为 150～300 次/分,不能区分 QRS 波群与 ST-T 波群,很快转为室颤。

(2)心室颤动,无法识别 QRS 波群、ST 段与 T 波,代之以形态、振幅和间期绝对不规则的小振幅波,频率为 250～500 次/分,持续时间较短,若不及时抢救,心电活动很快消失。

(三)治疗原则

(1)立即进行心肺脑复苏。

(2)电除颤,若无效,静脉注射肾上腺素,再次电除颤。若无效,静脉注射胺碘酮后电除颤。

(四)预防

(1)进行病因防治。

(2)监测室性心律失常,或以心电图运动负荷试验或临床电生理技术诱发室性快速心律失常,以识别发生原发性室颤的高危患者。

（3）应用抗心律失常药物消除室速，减少复杂性室性期前收缩（如室性期前收缩连发、多源性室性期前收缩、伴 R-on-T 的室性期前收缩）。

（4）用起搏器或手术治疗慢性反复发作的持久性室速或预激综合征伴心室率快速的房颤、房扑患者。

（5）用冠状动脉旁路移植术或经皮冠状动脉球囊扩张术、旋切术、旋磨术、激光消融术、支架放置术等改善心肌供血。切除室壁瘤及其边缘部内膜下组织以切断室性心律失常的折返途径。

（6）急性心肌梗死后长期应用 β 受体阻滞剂。

五、护理

（一）一般护理

（1）执行内科一般护理常规。

（2）严重心律失常患者应卧床休息；当心律失常发作导致心悸、胸闷、头晕等不适时采取高枕卧位或半卧位，避免左侧卧位，因取左侧卧位时患者常能感觉到心脏搏动而使不适感加重。

（3）给氧：根据患者心律失常的类型及缺氧症状，对伴有血流动力学障碍，出现胸闷、发绀的患者，给予 2～4 L/min 的氧气吸入。

（4）保持大便通畅。心动过缓患者避免排便时屏气，以免兴奋迷走神经而加重心动过缓。

（二）饮食护理

（1）给予低热量、易消化的饮食。嘱患者避免饱餐及摄入浓茶、咖啡等易诱发心律失常的兴奋性食物，禁止吸烟和酗酒。

（2）合并低钾血症患者进食含钾高的食物（如橙子、香蕉）。

（三）用药护理

严格按医嘱按时、按量给予抗心律失常药物，静脉注射速度宜慢（腺苷除外），一般 5～15 分钟内注射完，静脉滴注药物时尽量用输液泵调节速度。静脉用胺碘酮易引起静脉炎，应选择大血管，配制时药物的浓度不要过高，严密观察穿刺局部的情况，谨防药物外渗。观察患者的意识和生命体征，必要时监测心电图，注意用药前、用药过程中及用药后的心率、心律、PR 间期、QT 间期等变化，以判断疗效和有无不良反应。

（四）并发症护理

猝死护理。

1.评估危险因素

评估引起心律失常的原因,如有无冠心病、心力衰竭、心肌病、心肌炎、药物中毒、电解质紊乱、低氧血症和酸碱平衡失调。遵医嘱配合治疗,协助纠正诱因。

2.心电监护

对严重心律失常患者,应持续心电监护,严密监测心率、心律、心电图、生命体征、血氧饱和度。早期识别易猝死型心律失常,严密监测。

3.配合抢救

备好抗心律失常药物及其他抢救药品、除颤器、临时起搏器等。一旦发生猝死,立即配合抢救。

(五)病情观察

(1)对严重心律失常患者,应持续心电监护,密切监测心率、心律、血氧饱和度和血压,并及时记录病情变化,包括心律失常的类型、发作的频率和起止方式、患者出现的症状。

(2)当出现频发、多源、成对或"R-on-T"现象的室性期前收缩、阵发性室性心动过速、窦性停搏、二度和三度房室传导阻滞等严重心律失常时,应立即通知医师。

(3)配合医师进行危重患者的抢救,保证各种仪器(如除颤仪、心电图机、心电监护仪、临时起搏器)处于正常备用状态。

六、延续护理

(一)综合护理评估

1.健康基本情况的评估

(1)一般情况评估:评估患者的意识状态,观察脉搏、呼吸、血压有无异常。询问患者饮食习惯与嗜好、饮食量和饮食种类。评估患者有无水肿,水肿的部位、程度。评估患者皮肤有无破溃、压疮、手术伤口及外伤等。

(2)病史评估:询问患者有无明确药物过敏史,评估患者有无药物不良反应,评估患者既往史及家族史,询问患者有无跌倒史。

2.疾病相关评估

(1)评估患者心律失常的类型、发作频率、持续时间等,询问患者有无心悸、胸闷、乏力、头晕、晕厥等伴随症状。

(2)评估患者此次发病有无明显诱因,如体力活动,情绪波动,饮茶,喝咖啡,饮酒,吸烟,应用肾上腺素、阿托品等药物。

（3）评估患者有无引起心律失常的基础疾病。甲状腺功能亢进、贫血、心肌缺血、心力衰竭等可引起窦性心动过速。甲状腺功能减退、严重缺氧、颅内疾病等可引起窦性心动过缓。窦房结周围神经核心肌的病变、窦房结动脉供血减少、迷走神经张力增大等可导致窦房结功能障碍。

（4）评估患者对疾病的认知：评估患者对疾病知识的了解程度、对治疗及护理的配合程度、经济状况等，评估患者的交流、抑郁程度。

常规行心电图、胸部 X 线、超声心动图、24 小时动态心电图检查，将其作为早期筛查，心内电生理检查可明确是否进一步手术。常规采血测定生化、甲状腺功能、血常规等指标，评估心律失常的危险因素。

3.社会-心理评估

大部分心律失常会影响血流动力学，使患者有各种不适的感受，严重者有濒死感，从而产生焦虑、恐惧及挫败感。因此，要评估焦虑、恐惧及挫败感的程度，还要评估患者的应急能力及适应情况。可应用症状自评量表。

（二）连续护理实施

根据心律失常患者临床治疗护理常规，射频消融术及起搏器植入术术前、术后护理制定连续护理方案。使患者掌握术前、术中、术后注意事项，预防和减少高危患者并发症。指导患者保存术前、术后及复查的影像学资料。医务人员追踪患者术后恢复情况，减少心律失常复发率及术后并发症发生率。

1.入院时

患者从社区的疾病预防及健康观察，到医院的治疗阶段，主要由社区医师、心内科医师及护士参与，明确患者心律失常分型及发病的原因，了解患者在家中服药的情况及患者的情绪和心理状态。

（1）治疗相关方面。对社区建立健康档案的患者，护士要全面了解患者的既往健康信息。对所有患者应用心内科患者连续护理认知问卷对身体、心理及社会状况进行评估。协助患者完成必需的检查项目：血常规、尿常规、便常规、肝功能、肾功能、电解质、血糖、血脂、红细胞沉降率、C 反应蛋白、凝血功能、血型、感染性疾病筛查、胸部 X 线、心电图、24 小时动态心电图。告知患者检查注意事项。

（2）护理相关方面。对某些功能性心律失常的患者，应鼓励其维持正常、规律的生活和工作，注意劳逸结合。严重心律失常患者疾病发作时，嘱患者绝对卧床休息。饱食、饮用刺激性饮料（浓茶和咖啡等）、吸烟、酗酒均可诱发心律失常，应避免。指导患者少食多餐，选择清淡、易消化、低盐、低脂和富含营养的饮食。心功能不全的患者应限制钠盐的摄入。应鼓励服用利尿剂的患者多食用富含钾的食物,如橘子、香蕉,避免出现低血钾而诱发的心律失常。

(3)社会-心理方面:患者入院后,责任护士要建立良好的护患关系,使患者以更加积极和健康的心态面对疾病,积极进行心理疏导,缓解患者紧张、焦虑的情绪。告知患者手术及麻醉方式,减少患者因知识缺乏造成的恐惧,必要时遵医嘱用镇静药物。

2.住院时

医疗团队由主管医师、护士组成。按照诊疗指南,对患者进行手术及非手术治疗。

(1)治疗相关方面:护士根据医嘱应用抗心律失常药物,对患者进行输液治疗;术后在监测患者心律的同时,对患者预防出血的注意事项及观察重点进行健康宣教,告知患者饮食注意事项,预防患者术后消化道反应。协助患者练习床上大小便,让患者保证充足的睡眠。

(2)护理相关方面护理措施如下。

抗心律失常药物护理:严格遵医嘱给予抗心律失常药物,注意给药途径、剂量、给药速度等。口服给药应按时、按量服用,静脉注射时应在心电监护下缓慢给药,观察用药中及用药后的心率、心律、血压、脉搏、呼吸、意识变化,观察疗效和药物的不良反应,及时发现药物引起的心律失常。

介入治疗的护理:①伤口的护理:患者回病房后每小时测1次血压,连续测6次,对动脉穿刺口用沙袋加压6小时,严密观察穿刺部位有无渗血、渗液及双下肢足背动脉搏动情况,注意双下肢皮肤温度、色泽有无异常变化,如有异常,及时通知医师。②体位的护理:嘱患者患侧肢体制动,卧床休息12小时;术后伸直穿刺侧肢体,制动10~12小时(动脉穿刺时)或6小时(静脉穿刺时),让患者取平卧位,保持髋关节制动,可进行足部的屈曲、后伸、内旋、外旋等;术后12小时(动脉穿刺)或6小时(静脉穿刺)解绷带,解绷带后1小时可下床活动。③饮食要求:患者在解除制动之前,进食软食、半流质饮食,避免辛辣、产气多的食物,进食时把头偏向一侧。④病情观察:出现特殊情况,及时和医师取得联系。心电监护24小时,严密观察生命体征及病情变化,观察有无心律失常。对于室性期前收缩的射频消融治疗术后尤其要观察有无室性心动过速,同时给予24小时动态心电图监测,观察有无心律失常发生,若有,观察心律失常的形态。经常巡视患者,询问有无胸闷、心悸等不适症状,做好患者生命体征的监护。

永久性人工起搏器植入术的护理:①伤口护理:对穿刺点用0.5 kg沙袋压迫

4～6 小时,观察伤口有无渗血,可在相应部位重新加压包扎,每天换药时,注意观察伤口皮肤的色泽,有无血肿形成。若皮下脂肪少,皮肤伤口张力较大,可采用沙袋简短压迫。术后静脉输液治疗,并注意观察体温的变化,连续测体温 3 天,每天 4 次,同时注意伤口有无感染现象。一般术后 7～9 天拆线。②体位护理:手术后帮患者取平卧位或左侧卧位,动作轻柔不宜翻动体位,以免电极导管移位,24 小时禁止翻身,协助患者在床上大小便。24 小时后可指导患者在床上轻度活动,嘱患者 72 小时后可在床边轻度活动,不要过度向前弯腰。活动时指导患者要循序渐进,由肢端关节活动开始。嘱患者避免用力搓擦,避免用力上举术侧手臂,避免突然弯腰、甩手、振臂等动作。③心电监护:术后心电监护 36～48 小时,严密观察起搏心电图,观察起搏的感知和起搏功能,并每天描记全导联心电图 1 次,尤其注意观察是否为有效起搏心律,以便尽早发现电极移位。

(3)社会心理方面。射频消融术及起搏器植入术术后患者常因疼痛、强迫体位等出现失眠、焦虑、恐惧等,应积极给予干预。告知患者可能出现疼痛的时间、程度,护士根据疼痛评估尺,给予患者减轻疼痛的措施,可以让患者的注意力集中于某项活动,如听轻音乐、阅读、看电视,也可使用放松疗法,依次放松各个部位肌肉,体验全身肌肉紧张和放松的感觉。指导患者多食用一些高热量、高蛋白、高纤维素,富含胶原蛋白、微量元素、维生素 A 及维生素 C 的易消化吸收的食物,注意补充水分,保持体内的水和电解质平衡。

3.出院前

在住院治疗转到居家康复的过渡阶段,心内科护士需要对患者进行心理指导,根据病情需要讲解按时复查和按时服药的重要性和必要性,使其积极配合。

(1)治疗相关方面:指导患者掌握疾病的基本知识,教会患者及其家属饮食管理,起搏器监测的时间及方法,告知患者及其家属出院后门诊复查时间、饮食的控制、锻炼的注意事项、复查资料保存的注意事项、联系医师及随访护士的方法。护士建立心律失常患者健康档案,医院保留患者家庭住址及联系方式,教会患者自测脉搏的方法以及指导患者及其家属学习心肺复苏相关知识。

(2)护理相关方面如下。

射频消融术:①告知患者出院后保持穿刺点局部干燥,在穿刺点长好以前尽量避免沾水。穿刺点出现红、肿、热、痛,提示发生了感染,应及时就医。②患者出院后 1 周内避免抬重物及特殊劳动,如给自行车打气,这样可以有效地预防渗血。③术后 1～2 周即可进行相对正常的生活和工作,但应避免重体力劳动或运动,1～2 个月后可恢复完全正常的生活和工作。④出院后 1～2 周复查心电图

1 次,以后半年每 1～3 个月复查心电图 1 次,必要时复查胸部 X 线、超声心动图及动态心电图。

永久性人工起搏器植入术:①让患者学会自测脉搏,每天 2 次,每次至少 3 分钟,取其每分钟的平均值并记录,如果每分钟少于预置心率 5 次即为异常,应及时到医院就诊。②用半导体收音机检测起搏器的功能,此方法适用于无自身心率的患者。具体方法:首先打开收音机,选择中波波段没有播音的区域,然后把收音机放在起搏器埋藏区,可听到规律的脉冲信号,根据信号的频率自测起搏频率。③避免接触、内燃机、雷达、微波炉等强磁性物体;随身携带起搏器识别卡,写明何时安装起搏器及其类型,以便就医或通过机场安全门时,顺利通过检查。④告知患者出院后保持伤口局部干燥,在伤口愈合前尽量避免沾水。伤口出现红、肿、热、痛,提示发生了感染,应及时就医。

心内科护士建立射频消融术及起搏器植入术术后患者健康档案,医院保留患者家庭住址及联系方式。

(3)社会-心理方面:指导患者及家属掌握该病的康复治疗知识与自我护理方法,帮助分析和消除不利于疾病康复的因素,解除患者的心理负担,调整好睡眠,保证患者休息。

4. 出院后

患者出院后出现心律失常复发及起搏器异位、感染等术后并发症,会严重影响治疗效果,甚至危及生命,需要加强相关护理。

(1)治疗相关方面:复诊指导,射频消融术出院后 1～2 周复查心电图 1 次,以后每 1～3 个月复查心电图 1 次直到半年,必要时复查胸部 X 线,超声心动图及动态心电图。永久性起搏器植入术术后 3 个月内每半月随访 1 次,3 个月后每月随访 1 次,以后每半年随访 1 次。接近起搏器限定年限时,要缩短随访时间。若患者自觉心悸、胸闷、头晕、黑蒙或自测脉搏缓慢,应立即就医。

(2)护理相关方面如下。

饮食指导:合理的饮食可使病情得到控制,预防并发症。饮食宜低盐、低脂、清淡、易消化、高纤维素。患者应多食新鲜蔬菜和水果,保持大便通畅,忌饱餐,宜少食多餐,每顿七八分饱,每天可增至 5 餐。忌刺激性饮料,如浓茶、咖啡,嗜烟、酒可诱发心律失常。合并心力衰竭及使用利尿剂时应限制钠盐的摄入,多进含钾的食物,以减轻心脏负荷和防止低血钾症而诱发心律失常。

活动指导:保持良好的心情,改善生活方式,注意生活细节,促进身心休息。无器质性心脏病者应积极参加体育锻炼,调整自主神经功能。器质性心脏病患者可根据心功能情况适当活动,注意劳逸结合,避免情绪激动、过度兴奋或悲伤。最好由医师根据病情制订运动处方,选择正确的运动方式、强度、频率及时间,一般以打太极拳、慢跑、步行为主,3～4 次/周,每次 30 分钟。

用药指导:常用的钠通道阻滞剂有奎尼丁、普鲁卡因胺等。常见的不良反应有恶心、呕吐、腹泻、视觉和听觉障碍、窦性停搏、房室传导阻滞等。指导患者饭后服用此类药物,学会自测脉搏,服药期间勿驾驶、高空操作,避免靠近火源等。②β受体拮抗剂:常用的有普萘洛尔、美托洛尔等此类药物。可减慢心率,常见的不良反应有心动过缓、窦性停搏、房室传导阻滞、乏力、胃肠不适等,应注意不要突然停药。③钾通道阻滞剂:常用的有胺碘酮、索他洛尔等。常见的不良反应有转氨酶含量升高,角膜色素沉着,心动过缓,最严重的心外毒性为肺纤维化。指导患者定期检查,按医嘱服药,逐渐减量,复查肝功能。④钙通道阻滞剂:有维拉帕米等。常见的不良反应有低血压、心动过缓、房室传导阻滞等。指导患者改变体位时应缓慢,例如,睡醒后先躺一会儿,然后再慢慢坐起,定期检查心电图。

(3)社会-心理方面:保持乐观情绪,避免紧张焦虑和情绪激动,多参加益于健康的娱乐活动,保持身心轻松、愉快。避免过度劳累和用脑过度,生活有规律,保证充足睡眠。随访护士可通过网络信息平台与患者及其家属沟通。随访护士向患者或其家属了解患者疾病控制情况、生活方式改变情况及出现的问题,督促患者按时复查,根据患者的生理、心理状态酌情调整护理方案。

(三)院外延伸护理

延续性护理是通过一系列的行动设计确保患者在不同的健康照护场所(如从医院到家庭)及同一健康照护场所接受不同水平的协作性与连续性照护,通常是指从医院到家庭的延续,包括医院制订出院计划、转诊、患者回归家庭或社区后的持续性随访与指导。心律失常患者,接受手术或非手术治疗后,因为植入起搏器和长期服药,需要心内科护理人员给予连续护理。建立患者的随访档案,可以及时记录病情,有效预防并发症。主管医师是随访的主导因素,随访护士是患者规律复查、观察病情、及时反馈的关键因素。如果医院没有开展心律失常患者的连续护理,患者可以自行保存治疗相关资料,还可通过互联网平台、手机客户端、电话沟通等方式与主管医师或心内科专业人员保持联系,随时接受指导。

1.随访时间

(1)起搏器植入术术后的随访时间为植入后 1、3、6 个月,此后每 3～6 个月随访 1 次。电池耗竭,每个月随访 1 次。

(2)心律失常射频消融术术后 1～2 周复查心电图1次,以后每 1～3 个月复查心电图 1 次直到半年,必要时复查胸部 X 线、超声心动图及动态心电图。服用抗凝药物的患者遵医嘱随访。

2.随访内容

(1)起搏器植入术随访内容:全身情况和症状,如原有的头晕、黑蒙、晕厥是否消失;患者的主要体征,如血压、心脏大小、有无杂音;患者心功能状态是否改善;通过起搏心电图观察起搏器的感知功能和起搏功能是否正常;有无并发症,包括局部伤口愈合情况及其他并发症。

(2)心律失常射频消融术后随访内容包括心悸、心慌等症状是否消失;1～2 周复查心电图 1 次,以后 1～3 个月复查心电图 1 次直到半年,必要时复查胸部 X 线、超声心动图及动态心电图;了解 24 小时动态心电图是否正常。

3.随访方式

设定专人负责定期拨打随访电话或门诊复查。射频消融术及起搏器植入术是逐渐发展起来的治疗心律失常的技术,可延长患者的寿命,改善生活质量。随着技术成熟及普遍应用,越来越多的术后患者需要更长期、更广泛的连续护理服务,这对护理工作也提出更高的要求。社区-家庭相互联系的统一整体使心律失常患者能够得到连续、专业的护理。

第五节　急性心力衰竭

急性心力衰竭是指急性心脏病变引起心排血量急剧降低而导致的组织器官灌注不足和急性淤血综合征。临床上以急性左心衰竭较为常见,主要表现为肺水肿或心源性休克,是严重的急危重症,抢救是否及时、合理与患者预后密切相关。急性右心衰竭即急性肺源性心脏病,主要由大面积肺梗死所致。

一、病因与发病机制

使心排血量急剧降低和肺静脉压突然升高的心脏结构或功能性突发异常,均可导致急性左心衰竭。

(一)急性弥漫性心肌损害

急性弥漫性心肌损害(如急性广泛心肌梗死、急性重症心肌炎)引起心肌收缩力急剧下降。

(二)急性机械性阻塞

急性机械性阻塞引起心脏压力负荷突然加重,排血受阻,如严重的心瓣膜狭窄、心室流出道梗阻、心房内血栓或黏液瘤嵌顿、动脉主干或大分支栓塞。

(三)急性心脏容量负荷加重

该类病因外伤、急性心肌梗死或感染性心内膜炎等引起的心瓣膜损害穿孔、腱索断裂致瓣膜急性反流、心室乳头肌功能不全、间隔穿孔、主动脉窦动脉瘤破裂入心腔以及静脉输血或输液过多或过快。

(四)急性心室舒张受限

该类病因如急性大量心包积液或积血、快速异位心律。

(五)严重的心律失常

严重的心律失常使心脏暂停排血或排血量明显减少,如心室颤动和其他严重的室性心律失常、心室暂停、明显的心动过缓。

上述原因导致心排血量急剧减少,左室舒张末期压迅速升高,肺静脉回流不畅,肺静脉压快速升高,肺毛细血管压随之升高,使血管内液体渗入肺间质和肺泡内,形成急性肺水肿。肺水肿早期,交感神经激活使血压升高,但随着病情持续进展,血管反应性减弱,血压将逐步下降。

二、临床表现

根据心排血功能减退的程度、速度、持续时间以及代偿程度的不同,急性心力衰竭可表现为晕厥、休克、急性肺水肿和心搏骤停。主要临床表现为急性肺水肿,表现为突发严重的呼吸困难,呼吸频率常达 30～40 次/分,患者强迫坐位,面色灰白,发绀,大汗,烦躁,同时频繁咳嗽,咳粉红色泡沫状痰,极重者可因脑缺氧而致神志模糊。发病开始可有一过性血压升高,病情如不缓解,血压则持续下降直至休克。两肺满布湿啰音和哮鸣音,心率快,心尖部第一心音减弱,可同时伴有舒张早期第三心音奔马律,肺动脉瓣第二心音亢进。

三、治疗

急性左心衰竭病情危急,高度呼吸困难和缺氧是致命性威胁,必须尽快使之缓解。

(一)体位

患者取坐位或半卧位,两腿下垂,以减少静脉回流,降低心脏前负荷。

（二）吸氧

立即高流量鼻导管给氧，对病情特别严重者应采用面罩呼吸机持续加压给氧，以增加肺泡内压，加强气体交换并对抗组织液向肺泡内渗透。在吸氧的同时使用抗泡沫剂，可使肺泡内泡沫消失，增加气体交换面积。一般可将 20%～30% 的乙醇置于氧气滤瓶中随氧气吸入，若患者不能耐受，可降低乙醇的浓度或间断给予。

（三）镇静

将 3～5 mg 吗啡稀释后缓慢静脉注射，必要时每隔 15 分钟重复一次，共 2～3 次。吗啡既可迅速扩张体静脉，减少回心血量，降低左心房压力和心脏前负荷，又可减少躁动和呼吸困难，降低周围小血管阻力，减轻心脏后负荷，增加心排血量。但对老年患者尤其伴有阻塞性肺病、低血压或休克等患者，吗啡易致呼吸抑制，应慎用或禁用，需要时可酌情减少剂量或改为肌内注射或改用哌替啶。

（四）快速利尿

于 2 分钟内静脉注射 20～40 mg 呋塞米，10 分钟内可起效，15～30 分钟尿量开始增多，60 分钟药效达高峰，作用持续 3～4 小时，4 小时后可重复一次。除利尿作用外，该药还有静脉扩张作用，有利于肺水肿的缓解。

（五）血管扩张剂

1.硝普钠

该药是动脉、静脉血管扩张剂，尤其用于高血压性心脏病引起的肺水肿，静脉用药后 2～5 分钟起效。一般初始剂量为 0.5 μg/min，静脉滴注，然后根据血压调整用量，一般每 5 分钟增加 5～10 μg/min，直至症状缓解或使收缩压维持在 13.3 kPa(100 mmHg) 左右。注意在调整用药剂量的最初阶段，要密切观察血压变化，以免血压发生极端变化。对原有高血压者，血压降低幅度（绝对值）以不超过 4.0 kPa(30 mmHg) 为度。硝普钠含有氰化物，长期连续用药可致氰化物中毒，一般要求连续用药不宜超过 7 天。

2.硝酸甘油

硝酸甘油可扩张小静脉，降低回心血量，使左心室舒张期末压及肺血管压降低，大剂量还可扩张小动脉而具有降压作用。可先试用舌下含服，也可直接以 10 μg/min 开始静脉滴注，然后每 5～10 分钟增加 5～10 μg/min，直至症状缓解或血压达到上述水平。

(六)其他辅助治疗

1.氨茶碱

氨茶碱可解除支气管痉挛,并有一定的正性肌力、扩血管和利尿作用,对缓解症状起辅助作用。

2.洋地黄制剂

洋地黄制剂最适合用于室上性快速性心律失常引起的肺水肿。毛花苷 C 首剂 0.4～0.8 mg,稀释后静脉注射,2 小时后可酌情再给予 0.2～0.4 mg;地高辛 0.50～0.75 mg,稀释后静脉注射。注意洋地黄类药物对二尖瓣狭窄所致肺水肿无效,但对伴有心房颤动并有快速心室率者,洋地黄可减慢心室率,有利于肺水肿的缓解。

3.α_1 受体阻滞剂

α_1 受体阻滞剂以扩张小动脉为主。以 0.1～1.0 mg/min 开始静脉滴注酚妥拉明,根据血压每 5～10 分钟调整一次剂量,最大剂量可增至 1.5～2.0 mg/min,注意监测血压。该药可引起心动过速,目前已较少应用。静脉注射 25 mg 乌拉地尔,如血压无明显降低,可重复用药,然后以 0.4～2.0 mg/min 的速度静脉滴注,并根据血压调整滴速。

4.低血压患者

对伴有低血压者,宜先用多巴酚丁胺 2.88～14.40 mg/(kg·d),保持收缩压在 13.3 kPa(100 mmHg)以上,再用扩血管药物。

5.静脉穿刺

放血 300～500 mL,尤其用于血容量负荷过重所致的肺水肿。

6.重症患者

对重症患者应采用漂浮导管行床边血流动力学监测,以参考动脉血压及肺毛细血管压的变化调整用药。

7.其他

急性症状缓解后,应着手解除诱因和治疗基该病因。

四、护理

(1)立即协助患者取坐位,让其双腿下垂,减少回心血量而减轻肺水肿。

(2)高流量氧气吸入 6～8 L/min,并通过 20％～30％ 的乙醇湿化,使肺泡内泡沫的表面张力降低,泡沫破裂,改善肺泡通气。吸氧时间不宜过长,以免引起乙醇中毒。

（3）严密观察病情变化，注意观察患者的生命体征，判断呼吸困难的程度，观察咳痰的情况、痰的性质和量，了解肺内啰音的变化，定时给患者叩背，协助患者咳嗽、排痰，保持呼吸道通畅。

（4）迅速建立静脉通道，遵医嘱正确使用药物，观察药物的不良反应。使用利尿剂应严格记录尿量；使用血管扩张剂要注意输液速度和血压变化，防止低血压发生。硝普钠要现用现配，避光静脉滴注，防止低血压；静脉使用洋地黄制剂时要注意稀释，速度缓慢、均匀，并注意心率的变化。

（5）注意监测尿量、血气分析结果、心电图的变化，对于安置气囊漂浮导管的患者应监测各项指标的变化。

（6）急性心功能不全患者常因严重呼吸困难而烦躁不安。当患者发生焦虑或恐惧时，应多陪伴患者，向其解释检查和治疗的目的，告诉患者医务人员正在积极采取措施，不适症状会逐渐控制。对严重躁动的患者可遵医嘱给予吗啡以镇静。

第六节　慢性心力衰竭

慢性心力衰竭也称慢性充血性心力衰竭，是大多数心血管疾病的最终归宿，也是最主要的死亡原因。在西方国家心力衰竭的基础心脏病构成以高血压、冠心病为主，我国过去以心瓣膜病为主，但近年来高血压、冠心病所占比例呈明显上升趋势。

一、病因

（一）基础病因

几乎所有的心脏或大血管疾病最终均可引起心力衰竭。心力衰竭反映心脏的泵血功能发生障碍，即心肌的舒缩功能不全。心力衰竭的最常见病因是心肌本身的病变，也可以是心脏负荷过重，或是心脏舒张受限，或上述因素并存。

1.原发性心肌损害

（1）缺血性心肌损害：心肌缺血和心肌梗死是心力衰竭的常见原因。

（2）心肌炎和心肌病：心肌炎症、变性或坏死（如风湿性心脏瓣膜病或病毒性心肌炎、白喉性心肌坏死）以及各种类型的心肌病和结缔组织病心肌损害等，均可引起节段性或弥漫性心肌损害,导致心肌舒缩功能障碍,其中,以病毒性心肌炎和原发性扩张型心肌病最为常见。

(3)心肌代谢障碍性疾病:可见于原发心肌病变(如冠心病、肺心病等所致的心肌能量代谢障碍),也可见于继发性代谢障碍(如糖尿病心肌病、高原病、休克、严重贫血)。

2.心脏负荷过重

(1)压力负荷过重:压力负荷即后负荷,是指心脏在收缩时所承受的阻抗负荷。引起左心室、右心室压力负荷过重的常见疾病包括高血压、主动脉流出道受阻(如主动脉瓣狭窄、主动脉狭窄、梗阻性肥厚型心肌病)以及肺动脉血流受阻(如肺动脉高压、肺动脉瓣狭窄、肺动脉狭窄、阻塞性肺病、肺栓塞)等。

为了克服升高的射血阻力,保证射血量,心室肌早期会发生代偿性肥厚;而持久的负荷过重,会导致心肌发生结构和功能改变,心脏功能代偿失调,最终导致心力衰竭。

(2)容量负荷过重:容量负荷即前负荷,是指心脏在舒张期所承受的容量负荷。容量负荷过重见于以下情况:①心脏瓣膜关闭不全,引起血液反流,加重受血心腔负担,如主动脉瓣、二尖瓣、肺动脉瓣或三尖瓣关闭不全。②先天性分流性心血管病,包括左向右或右向左分流,如房间隔缺损、室间隔缺损、动脉导管未闭和动-静脉瘘,可加重供血心腔负担。③伴有全身血容量增多或循环血量增多的疾病,如慢性或严重贫血、甲状腺功能亢进、脚气性心脏病。

在容量负荷增加早期,心室腔代偿性扩大,心肌收缩功能尚能维持正常,但超过一定限度后,心肌结构和功能将发生改变,即出现心功能失代偿,最终导致心力衰竭。

3.心脏舒张受限

心脏舒张受限见于二尖瓣狭窄、心包缩窄、心脏压塞和原发性限制型心肌病等,可引起心室充盈受限,回心血量下降,导致肺循环或体循环充血。

(二)诱因

心力衰竭往往由一些增加心脏负荷的因素所诱发。常见诱发因素有以下几点。

1.感染

呼吸道感染最常见,其他感染如风湿活动、感染性心内膜炎、泌尿系统感染和各种变态反应性炎症,也可诱发心力衰竭。感染可直接造成心肌损害,也可由其所致发热、代谢亢进和窦性心动过速等增加心脏负荷。

2.心律失常

各种类型的快速性心律失常可导致心排血量下降,增加心肌耗氧量,诱发或加重心肌缺血。心房颤动是器质性心脏病常见的心律失常之一,也是心力衰竭最重要的诱发因素。严重的缓慢性心律失常可直接降低心排血量,诱发心力衰竭。

3.血容量增加

饮食过度、摄入钠盐过多、输入液体过快、短期内输入液体过多等,均可诱发心力衰竭。

4.过度体力活动或情绪激动

体力活动、情绪激动和气候变化等,可增加心脏负荷,诱发心力衰竭。

5.贫血或出血

慢性贫血可致心排血量和心脏负荷增加,同时血红蛋白摄氧量减少,使心肌缺血、缺氧甚至坏死,可导致贫血性心脏病。大量出血使血容量减少,回心血量和心排血量降低,并使心肌供血量减少和反射性心率加快,心肌耗氧量增加,导致心肌缺血、缺氧,诱发心力衰竭。

6.其他因素

(1)妊娠和分娩。

(2)肺栓塞。

(3)治疗方法不当,如洋地黄过量或不足,不恰当地停用降血压药。

(4)原有心脏病变加重或并发其他疾病,例如,心肌缺血进展为心肌梗死,风湿性心瓣膜病风湿活动合并甲状腺功能亢进。

二、病理解剖和病理生理

慢性心力衰竭的病理解剖改变包括以下几种。①心脏改变:如心肌肥厚和心腔扩大。②器官充血性改变:包括肺循环和体循环充血。③血栓形成:包括心房和心室附壁血栓、动脉或静脉血栓形成及器官梗死。心腔内附壁血栓是心力衰竭较特异的病理改变,常见于左心耳、右心耳和左心室心尖部;左侧心腔附壁血栓脱落,可引起体循环动脉的栓塞,栓塞部位多见于腹主动脉分支和主动脉分叉处,可导致脑、肾、四肢、脾和肠系膜等梗死。静脉血栓形成大都由长期卧床、血流迟缓引起,多见于下肢静脉,可导致肺栓塞和肺梗死。

心力衰竭时的病理生理改变十分复杂,当心肌舒缩功能发生障碍时,最根本的问题是出现心排血量下降和血流动力学障碍。此时机体可通过多种代偿机制使心功能在一定时期内维持相对正常,但这些代偿机制的作用有限,且过度代偿有其负性效应,各种代偿机制相互作用,还会衍生出更多反应,因此,最终会发生心功能失代偿,出现心力衰竭。

(一)代偿机制

1.Frank-Starling 机制

正常情况下,每搏输出量或心排血量与其前负荷(即回心血量)的大小成正比,即增加心脏的前负荷,可使回心血量增多,心室舒张末期容积增加,从而在一定程度上增加心排血量,提高心脏做功的大小,维持心脏功能。但前负荷增加,意味着心室扩张和舒张末期压升高,于是心房压和静脉压也升高,当后者高达一定程度时,就会出现肺静脉或腔静脉系统的充血。因此,前负荷不足或增加过度,均可导致每搏输出量减少。对左心室而言,使其每搏输出量达峰值的舒张末期压为 $2.0 \sim 2.4$ kPa($15 \sim 18$ mmHg)。

2.心肌肥厚

心肌肥厚常常是心脏后负荷增大时的主要代偿机制。心肌肥厚可增强心肌收缩力,克服后负荷阻力,使心排血量在相当长的时间内维持正常,患者可无心功能不全的症状。但肥厚的心肌顺应性差,舒张功能降低,心室舒张末期压升高,客观上心功能障碍已存在。心肌肥厚时,心肌细胞数并不增多,而是以心肌纤维增多为主,细胞核及作为供能物质的线粒体也增大、增多,但增大的程度和速度均落后于心肌纤维,故整体上表现为心肌能源不足,最终会导致心肌细胞死亡。

3.神经体液的改变

当心排血量不足、心腔压力升高时,机体全面启动神经体液调节机制进行代偿。

(1)交感-肾上腺髓质系统(SAS)活性增强:心力衰竭时每搏输出量和血压降低,通过动脉压力感受器反射性激活 SAS,使肾上腺儿茶酚胺分泌增多,产生一系列改变。①去甲肾上腺素作用于心肌细胞 β_1 肾上腺素能受体,增强心肌收缩力并提高心率,在一定程度上增加心排血量。②交感神经兴奋可使外周血管收缩,增加回心血量和提高动脉压,以保证重要脏器的血液供应。然而,交感神经张力持续和过度增大,增加心脏后负荷,加快心率,增加心肌耗氧量;还会引起心脏 β 受体下调,使其介导的腺苷酸环化酶活性降低,并激活肾素-血管紧张素-醛固酮系统;去甲肾上腺素对心肌细胞有直接的毒性作用,可促使心肌细胞凋亡,参与心脏重构。③交感活性升高,使肾灌注压下降,刺激肾素释放,激活肾素-血管紧张素系统（RAS）。④兴奋心脏 α_1 和 β 受体，促进心肌细胞生长。

（2）肾素-血管紧张素-醛固酮系统（RAAS）活性增强：心排血量降低，肾血流量随之减少，RAAS 因此被激活。RAAS 激活后，一方面可使心肌收缩力增强，周围血管收缩，以维持血压，调节血液再分配，保证心、脑等重要脏器的血液供应；另一方面，醛固酮分泌增加，使钠、水潴留，增加总血容量和心脏前负荷，维持心排血量，改善心功能。但血容量的过度增加会加重心力衰竭。

（二）心肌损害和心室重塑

原发性心肌损害和心脏负荷过重使心脏功能受损，导致心室扩大或心室肥厚等各种组织结构性变化，这一病理过程称为心室重塑。心室重塑包括心肌细胞、细胞外基质、胶原纤维网等一系列改变，临床表现为心肌重量和心室容量的增加以及心室形态的改变（横径增加，呈球形）。大量研究表明，心力衰竭发生和发展的基本机制是心室重塑。由于基础心脏病的性质和进展速度不同，各种代偿机制复杂多样，心室扩大及肥厚的程度与心功能状态并不平行，例如，有些患者心脏扩大或肥厚已十分明显，但临床上可无心力衰竭表现。如果基础心脏病的病因不能消除，即使没有新的心肌损害，但随着时间的推移，心室重塑自身过程仍可不断发展，最终必然会出现心力衰竭。在心力衰竭发生过程中，除各种代偿机制的负面影响外，心肌细胞的能量供应相对或绝对不足，以及能量利用障碍导致心肌细胞坏死和纤维化，也是重要的因素。心肌细胞的减少使心肌整体收缩力下降，纤维化的增加又使心室的顺应性下降，重构更趋明显，心力衰竭更加严重。

（三）舒张功能不全

心脏舒张功能不全可分为两种：一种是主动舒张功能障碍，多由心肌细胞能量供应不足，Ca^{2+} 不能及时被肌浆网摄回和泵出胞外所致，例如，冠心病患者有明显心肌缺血时，在出现收缩功能障碍前即可出现舒张功能障碍；另一种是由心室肌的顺应性减退及充盈障碍所致，主要见于心室肥厚（如高血压和肥厚型心肌病）时。这一类病变可明显影响心室的充盈，当左心室舒张末期压过高时，肺循环出现高压和淤血，即舒张性心功能不全，此时心肌的收缩功能尚可保持较好，心排血量也可无明显降低，这种情况多见高血压和冠心病。但需要指出的是，当容量负荷增加、心室扩大时，心室的顺应性是增加的，此时即使有心室肥厚也不至于出现此类舒张性心功能不全。

三、临床表现

临床上左心衰竭最为常见,单纯右心衰竭较少见。全心衰竭可由左心衰竭后继发右心衰竭而致,但更多见于严重广泛心肌病变而同时波及左心和右心者。

(一)左心衰竭

左心衰竭以肺循环淤血及心排血量降低为主要表现。

1.症状

(1)呼吸困难:是左心衰竭最主要的症状。①劳力性呼吸困难是左心衰竭最早出现的症状,是指劳力导致的呼吸困难。因为运动可使回心血量增加,左心房压力升高,从而加重肺淤血。引起呼吸困难的运动量随心力衰竭程度的加重而降低。②端坐呼吸:当肺淤血达到一定程度时,患者便不能平卧,而被迫取坐位或半卧位呼吸。因平卧时回心血量增多且膈肌上抬,使呼吸更为困难,患者必须呈高枕卧位、半卧位甚至端坐位,方可使憋气减轻。③夜间阵发性呼吸困难又称"心源性哮喘",是左心室衰竭早期的典型表现,患者表现为在入睡后突然因憋气、窒息或恐惧感而惊醒,并被迫迅速采取坐位,以期缓解喘憋症状。发作时可伴有呼吸深快,重者可有肺部哮鸣音。发生机制主要是平卧使血液重新分配,肺血量增加。夜间迷走神经张力增加、小支气管收缩、膈肌上抬和肺活量减少等也是促发因素。④急性肺水肿是"心源性哮喘"的进一步发展,是左心衰竭所致呼吸困难最严重的表现形式。

(2)咳嗽、咳痰、咯血:咳嗽、咳痰是肺泡和支气管黏膜淤血所致,开始常发生于夜间,以白色浆液性泡沫状痰为特点,偶可见痰中带血丝,坐位或立位可使咳嗽减轻。长期慢性淤血性肺静脉压力升高,可促发肺循环与支气管血液循环之间形成侧支,并在支气管黏膜下形成扩张的血管床,这种血管很容易破裂而引起大咯血。

(3)乏力、疲倦、头晕、心慌:这些症状是由心排血量不足致器官、组织灌注不足以及代偿性心率加快所致。

(4)潮式呼吸:见于严重心力衰竭患者,表示预后不良。表现为呼吸有节律地由暂停逐渐加快、加深,再逐渐减慢、变浅,直至呼吸暂停,0.5～1.0分钟再呼吸,如此周而复始。发生机制为心力衰竭致脑部缺血、缺氧,呼吸中枢敏感性降低,呼吸减弱,二氧化碳潴留;待二氧化碳潴留到一定量时兴奋呼吸中枢,使呼吸加快、加深,排出二氧化碳;随着二氧化碳排出,呼吸中枢又逐渐转入抑制状态,呼吸又减弱直至暂停。严重脑缺氧者还可伴有嗜睡、烦躁和神智错乱等。

(5)泌尿系统症状:严重的左心衰竭使血液进行再分配时,肾血流量明显减少,患者可出现少尿。长期慢性肾血流量减少,可有肾功能不全的相应症状。

2.体征

除原有心脏病体征外,还可有以下体征。

(1)一般体征:重症者可出现发绀、黄疸、颧部潮红、脉快、脉压减小、收缩压降低等;外周血管收缩,可表现为四肢末梢苍白、发冷和指趾发绀等。

(2)心脏体征:慢性左心衰竭者一般均有心脏扩大(单纯舒张性左心衰竭者除外),肺动脉瓣区第二心音亢进,心尖区可闻及收缩期杂音和舒张期奔马律,可出现交替脉。

(3)肺部体征:肺底部湿啰音是左心衰竭者肺部的主要和早期体征,是由肺毛细血管压升高,使液体渗出到肺泡所致。随着病情由轻到重,湿啰音可从局限于肺底部逐渐扩展,直至全肺。此种湿啰音有别于炎症性啰音而成"移动性",即啰音较多出现在卧位时朝下一侧的胸部。间质性肺水肿时,肺部无干啰音、湿啰音,仅有呼吸音降低。约25%的患者出现胸腔积液。

(二)右心衰竭

右心衰竭以体静脉淤血为主要表现。

1.症状

(1)消化道症状:为右心衰竭最常见症状,包括腹胀、食欲减退、恶心、呕吐、便秘、上腹隐痛、右上腹不适、肝区疼痛等,由胃肠道和肝脏淤血所致。

(2)劳力性呼吸困难:无论是继发于左心衰竭的右心衰竭,还是分流性先天性心脏病或肺部疾病所致的单纯性右心衰竭,均可出现不同程度的呼吸困难。

(3)泌尿系统症状:肾淤血可引起肾功能减退,白天尿少,夜尿增多。

2.体征

除原有心脏病体征外,还可有以下体征。

(1)颈静脉征:颈静脉搏动增强、充盈、怒张是右心衰竭时的早期征象,为静脉压升高所致,常以右侧颈静脉较明显。表现为半卧位或坐位时在锁骨上方见颈外静脉充盈,或充盈最高点距离胸骨角水平10 cm以上。肝-颈静脉反流征可呈阳性。

(2)肝大、压痛和腹水:是右心衰竭较早出现和重要的体征之一。肝脏因淤血、肿大常伴压痛,持续慢性右心衰竭可导致心源性肝硬化,晚期可出现黄疸、肝功能损害和大量腹水。

(3)水肿:发生于颈静脉充盈和肝大之后。体静脉压力升高使皮肤等软组织出现水肿,其特征为最先出现于身体最低垂的部位(如踝部或骶部),并随病情的加重逐渐向上进展,直至延及全身;水肿发展缓慢,常为对称性和可压陷性。

(4)胸腔和心包积液:由体静脉压力增大所致,因胸膜静脉有一部分回流到肺静脉,故胸腔积液更多见于全心衰竭,以双侧多见,如为单侧,则以右侧更为多见,这可能与右膈下肝淤血有关。有时出现少量心包积液,但不会引起心脏压塞。

(5)心脏体征:可因右心室明显扩大而出现相对性三尖瓣关闭不全的反流性杂音,有时在心前区听到舒张早期奔马律。

(三)全心衰竭

左心衰竭可继发右心衰竭而形成全心衰竭。当右心衰竭出现之后,右心排血量减少,此时由左心衰竭引起的阵发性呼吸困难等肺淤血症状反而有所减轻。扩张型心肌病等表现为左心衰竭、右心衰竭同时发生,肺淤血症状往往不很严重,左心衰竭的主要表现是心排血量减少的相关症状和体征。

(四)舒张性心力衰竭

舒张性心力衰竭是指在心室收缩功能正常的情况下,心室松弛性和顺应性降低,使心室充盈量减少和充盈压升高,导致肺循环和体循环淤血的综合征。研究表明,20%~40%的心力衰竭患者左心室收缩功能正常(除心瓣膜病外)而存在心室舒张功能受损,并引起症状,其余为收缩性心力衰竭合并不同程度的舒张性心力衰竭,且后者往往早于前者出现。舒张性心力衰竭的临床表现可以是无症状、运动耐力下降、气促、肺水肿。多普勒超声心动图可用于诊断舒张性心力衰竭。

(五)心功能的判断和分级

对心力衰竭患者进行心功能分级,可大体上反映病情的严重程度,有助于治疗措施的选择、劳动能力的评定以及患者预后的判断。

NYHA分级即1978年美国纽约心脏病学会(NYHA)提出的分级方案。该分级方案简便易行,几十年来为临床医师习惯使用。主要是根据患者的自觉症状将心功能分为4级。

Ⅰ级:患有心脏病,但体力活动不受限,日常活动不引起过度乏力、心悸、呼吸困难或心绞痛等症状。

Ⅱ级:患有心脏病,体力活动轻度受限,休息时无症状,但日常活动时可出现过度乏力、心悸、呼吸困难或心绞痛等症状。它也称Ⅰ度或轻度心力衰竭。

Ⅲ级:患有心脏病,体力活动明显受限,轻于日常的活动即可引起过度乏力、心悸、呼吸困难或心绞痛等症状。它也称Ⅱ度或中度心力衰竭。

Ⅳ级：患有心脏病，不能从事任何体力活动，休息状态下也可出现心力衰竭症状，并在任何体力活动后加重。它也称Ⅲ度或重度心力衰竭。

四、辅助检查

(一)常规检查

1.末梢血液检查

检查结果可有贫血、白细胞计数增加及核左移等。

2.尿常规检查

检查结果可有蛋白尿、管型尿等。

3.水、电解质检查

检查结果可有低钾血症、低钠血症和代谢性酸中毒等。

4.肝、肾功能检查

检查结果可有肝功能异常和血尿素氮、肌酐水平升高等。

(二)超声心动图检查

该检查比 X 线能更准确地提供心包、各心腔大小变化、心瓣膜结构及心功能等情况。

1.收缩功能

射血分数(EF)可以反映心室的收缩功能，以心室收缩末期及舒张末期的容量差值来计算 EF 值，虽不够精确，但方便实用。正常左心室射血分数(LVEF)值>50%，运动时至少增加 5%。

2.舒张功能

多普勒超声是临床上最实用的判断心室舒张功能的方法。若心动周期中舒张早期心室充盈速度最大值为 E 峰，舒张晚期(心房收缩期)心室充盈最大值为 A 峰，则 E/A 的值可反映心室舒张功能。正常人 E/A≥1.2。心室舒张功能不全时，E 峰下降，A 峰升高，则E/A降低。如同时记录心音图还可测定心室等容舒张期时间，该指标可反映心室的主动舒张功能。

(三)X 线检查

1.心脏扩大

心影的大小及外形不仅为心脏病的病因诊断提供重要的参考资料，还可间接地反映心脏功能状态。

2.肺淤血

肺淤血的有无及其程度直接反映心功能状态。早期肺静脉压升高时，主要表现为肺静脉扩张,肺门血管影增强,上肺血管影增多,甚至多于下肺。当肺静脉压力超过 4.0 kPa(30 mmHg)时,出现间质性肺水肿,肺野模糊,在肺野外侧还可出现水平线状影 Kerley B 线,提示肺小叶间隔内积液(慢性肺淤血的特征性表现),严重者可出现胸腔积液。急性肺泡性肺水肿时肺门呈蝴蝶状,肺野可见大片融合阴影。

(四)放射性核素心室造影及核素心肌灌注显像

核素心室造影可准确测定左心室容量、LVEF 及室壁运动情况;核素心肌灌注显像可诊断心肌缺血和心肌梗死,对鉴别扩张型心肌病和缺血性心肌病有一定帮助。

(五)心-肺吸氧运动试验

该试验仅适用于慢性稳定性心力衰竭患者。在运动状态下测定患者对运动的耐受量,更能说明心脏的功能状态。运动时肌肉的耗氧量增大,因此所需心排血量也相应地增加。正常人耗氧量每增加100 mL/(min·m²),心排血量需增加600 mL/(min·m²)。当患者的心排血量不能满足运动的需要时,肌肉组织就需要从流经自身的单位容积的血液中摄取更多的氧,结果使动-静脉血氧差值增大。当氧供应绝对不足时,就会出现无氧代谢,乳酸增加,呼气中二氧化碳含量增加。

1.最大耗氧量

该试验中的最大耗氧量(VO_{2max})是指即使运动量继续增加,耗氧量也不再增加(已达峰值)时的耗氧量,表明此时心排血量已不能按需要继续增加。心功能正常时,$VO_{2max}>20$ mL/(min·kg),心功能轻度至中度心功能受损时 VO_{2max} 为 $16\sim20$ mL/(min·kg),中度至重度受损时 VO_{2max} 为 $10\sim15$ mL/(min·kg),极重度受损时 VO_{2max} 低于 10 mL/(min·kg)。

2.无氧阈值

无氧阈值即呼气中二氧化碳的增长超过了耗氧量的增长,标志着无氧代谢出现。通常把两者增加不成比例时的耗氧量作为代表值,此值愈低,说明心功能愈差。

(六)有创性血流动力学检查

床边漂浮导管仍然是常用的心功能有创检查方法。方法为经静脉插管直至肺小动脉,测定各部位的压力及血液含氧量,再计算心脏指数(CI)及肺小动脉楔压(PCWP),CI 和 PCWP 可直接反映左心功能。正常值:CI>2.5 L/(min·m²),

PCWP＜1.6 kPa(12 mmHg)。

五、治疗

(一)治疗原则和目的

慢性心力衰竭的短期治疗(如纠正血流动力学异常、缓解症状),并不能降低患者的病死率和改善长期预后。因此,治疗心力衰竭必须从长计议,采取综合措施,包括治疗病因,调节心力衰竭代偿机制,减少其负面效应(如拮抗神经体液因子的过分激活),既要改善症状,又要达到下列目的:①提高运动耐量,改善生活质量。②阻止或延缓心室重塑,防止心肌损害进一步加重。③延长寿命,降低病死率。

(二)治疗方法

1.病因治疗

(1)治疗基该病因:大多数心力衰竭的病因都有针对性治疗方法,如控制高血压、改善冠心病心肌缺血、手术治疗心瓣膜病以及纠治先天畸形。但病因治疗的最大障碍是发现和治疗得太晚,很多患者常满足于短期治疗缓解症状而拖延时日,最终发展为严重的心力衰竭而失去良好的治疗时机。

(2)消除诱因:最常见诱因为感染,特别是呼吸道感染,应积极选用适当的抗生素来治疗。对于发热持续1周以上者应警惕感染性心内膜炎的可能。心律失常(特别是心房颤动)是诱发心力衰竭的常见原因,对于心室率很快的心房颤动,如不能及时复律,则应尽快控制心室率。潜在的甲状腺功能亢进、贫血等也可能是心力衰竭加重的原因,应注意诊断和纠正。

2.一般治疗

(1)休息和镇静:包括控制体力和心理活动,必要时可给予镇静剂以保障休息,但对严重心力衰竭患者应慎用镇静剂。休息可以减轻心脏负荷,减慢心率,增加冠状动脉供血,有利于改善心功能。但长期卧床易形成下肢静脉血栓,甚至导致肺栓塞,同时也使消化吸收功能减弱,肌肉萎缩。

(2)控制钠盐的摄入:心力衰竭患者体内水钠潴留,血容量增加,因此减少钠盐的摄入,有利于减轻水肿等症状,并降低心脏负荷,改善心功能。但应注意应用强效排钠利尿剂时,过分限盐会导致低钠血症。

3.药物治疗

(1)利尿剂的应用:利尿剂是治疗慢性心力衰竭的基本药物,对有液体潴留证据或原有液体潴留的所有心力衰竭患者,均应给予利尿剂。利尿剂可通过排钠排水减轻心脏容量负荷,改善心功能,对缓解淤血症状和减轻水肿有十分明显的效果。常用利尿剂的作用和剂量见表5-1。

表 5-1 常用利尿剂的作用和剂量

种类	药物	作用于肾脏的位置	每天剂量(mg)及给药方式
排钾类	氢氯噻嗪(双克)	远曲小管	25~100,口服
	呋塞米(速尿)	Henle襻上升支	20~100,口服、静脉注射
	螺内酯(安体通舒)	集合管醛固酮拮抗剂	25~100,口服
保钾类	氨苯蝶啶	集合管	100~300,口服
	阿米洛利	集合管	5~10,口服

(2)ACEI的应用:ACEI是治疗慢性心力衰竭的基本药物,可用于所有左心功能不全者。其主要作用机制是抑制RAS系统,包括循环RAS和心脏组织中的RAS,从而具有扩张血管、抑制交感神经活性以及改善和延缓心室重塑等作用;ACEI还可抑制缓激肽降解,使具有血管扩张作用的前列腺素生成增多,并有抗组织增生作用。ACEI也可以明显改善其远期预后,降低病死率。因此,及早(如在心功能代偿期)开始应用ACEI制剂进行干预,是慢性心力衰竭药物治疗的重要进展。ACEI的种类很多,临床常用的ACEI制剂有卡托普利、依那普利等。

(3)增加心排血量的药物包括以下几种。①洋地黄制剂:通过抑制心肌细胞膜上的Na^+-K^+-ATP酶,使细胞内Na^+浓度升高,K^+浓度降低;同时Na^+与Ca^{2+}进行交换,又使细胞内Ca^{2+}浓度升高,从而使心肌收缩力增强,心脏每搏血量增加,从而使心脏收缩末期残余血量减少,舒张末期压力下降,有利于缓解各器官淤血,尿量增加。一般治疗剂量下,洋地黄可抑制心脏传导系统,对房室交界区的抑制最为明显,可以减慢窦性心律,减慢心房扑动或颤动时的心室率;但大剂量时可提高心房、交界区及心室的自律性,当血钾过低时,更易发生各种快速性心律失常。常用制剂地高辛是一种安全、有效、使用方便、价格低廉的心力衰竭辅助用药。该制剂0.25 mg/d,适用于中度心力衰竭的维持治疗,但对70岁以上或肾功能不良患者宜减量。毛花苷C(西地兰)为静脉注射用制剂,适用于急性心力衰竭或慢性心力衰竭加重时,特别适用于心力衰竭伴快速心房颤动者。注射后10分钟起效,1~2小时达高峰。每次用量0.2~0.4 mg,稀释后静脉注射。②非洋地黄类正性肌力药物:多巴胺和多巴酚丁胺只能短期静脉应用;米力农对改善心力衰竭症状的效果肯定,但大型前瞻性研究和其他相关研究均证明,长期应用该类药物治疗重症慢性心力衰竭,其死亡率较不用者更高。

(4)β受体阻滞剂的应用:β受体阻滞剂可对抗心力衰竭代偿机制中的交感神经活性增强这一重要环节,对心肌产生保护作用,可明显提高运动耐量,降低死亡率。β受体阻滞剂应该用于 NYHA 心功能 Ⅱ级或Ⅲ级、LVEF＜40％且病情稳定的所有慢性收缩性心力衰竭患者,但应在 ACEI 和利尿剂的基础上应用;因其具有负性肌力作用,用药时应十分慎重。一般宜待病情稳定后,从小量开始用起,然后根据治疗反应每隔 2～4 周增加一次剂量,直达最大耐受量,并适量长期维持。症状改善常在用药后 2～3 个月出现。长期应用时避免突然停药。临床常用制剂如下:①选择性 β_1 受体阻滞剂,无血管扩张作用,美托洛尔的初始剂量为 12.5 mg/d,比索洛尔的初始剂量为 1.25 mg/d。②非选择性 β受体阻滞剂,卡维地洛属于第三代 β受体阻滞剂,可全面阻滞 α_1、β_1 和 β_2 受体,具有扩血管作用,初始剂量为 3.125 mg,每天 2 次。β受体阻滞剂的禁忌证为支气管痉挛性疾病、心动过缓以及二度或二度以上房室传导阻滞(安装心脏起搏器者除外)。

(5)血管扩张剂的应用:心力衰竭时,各种代偿机制的作用使周围循环阻力增加,心脏的前负荷也增大。扩血管治疗,可以减轻心脏前、后负荷,改善心力衰竭症状。因此心力衰竭时,可考虑静脉滴注小静脉扩张剂(如硝酸异山梨酯)、阻断 α_1 受体的小动脉扩张剂(如肼屈嗪)以及均衡扩张小动脉和小静脉制剂(如硝普钠)。

六、预防

(一)防止初始心肌损伤

冠状动脉性疾病和高血压已逐渐成为心力衰竭的主要病因,积极控制高血压、高血糖、高血脂和戒烟等,可降低心力衰竭的发生率。积极控制 A 组 β溶血性链球菌感染,预防风湿热和瓣膜性心脏病,戒酒,防止乙醇中毒性心肌病等,是防止心肌损伤的重要措施。

(二)防止心肌进一步损伤

急性心肌梗死再灌注治疗,可以有效再灌注缺血心肌节段,防止缺血性损伤,降低病死率和心力衰竭的发生率。对于近期心肌梗死恢复者,应用神经内分泌拮抗剂(如 ACEI 或 β受体阻滞剂),可降低再梗死或死亡的危险性,特别是对于心肌梗死伴有心力衰竭者。对于急性心肌梗死无心力衰竭患者,应用阿司匹林可降低再梗死危险,有利于防止心力衰竭的发生。

(三)防止心肌损伤后恶化

众多临床试验已经证实,对已有左心功能不全者,不论是否伴有症状,应用ACEI均可降低其发展为严重心力衰竭的危险性。

七、护理

(一)一般护理

1.休息与活动

休息是减轻心脏负荷的重要方法,包括身体的休息、精神的放松和充足的睡眠。应根据患者心功能分级及基本状况决定活动量。

Ⅰ级:不限制一般的体力活动,积极参加体育锻炼,但要避免剧烈运动和重体力劳动。

Ⅱ级:适当限制体力活动,增加午休,强调下午多休息,可不影响轻体力工作和家务劳动。

Ⅲ级:严格限制一般的体力活动,每天有充分的休息时间,但日常生活可以自理或需要在他人协助。

Ⅳ级:绝对卧床休息,生活由他人照顾。可在床上做肢体被动运动、轻微的屈伸运动和翻身,逐步过渡到坐起或下床活动。鼓励患者不要延长卧床时间,当病情好转后,应尽早做适量的活动,因为长期卧床易导致血栓形成、肺栓塞、便秘、虚弱、直立性低血压。

2.饮食

给予低盐、低脂、低热量、高蛋白、高维生素、清淡、易消化的饮食,少食多餐。

(1)限制食盐及含钠食物:Ⅰ度心力衰竭患者每天钠的摄入量应限制在2 g(相当于氯化钠5 g)左右,Ⅱ度心力衰竭患者每天钠的摄入量应限制在1 g(相当于氯化钠2.5 g)左右,Ⅲ度心力衰竭患者每天钠的摄入量应限制在0.4 g(相当于氯化钠1 g)左右。但应注意在用强效利尿剂时,可放宽限制,以防发生电解质紊乱。

(2)高度水肿或伴有腹水者,应限制饮水量,24小时饮水量一般不超过800 mL,应尽量安排在白天间歇饮水,避免大量饮水,以免增加心脏负担。

3.排便的护理

指导患者养成按时排便的习惯,预防便秘。排便时切忌过度用力,以免增加心脏负担,诱发严重心律失常。

(二)对症护理及病情观察护理

1.呼吸困难

(1)休息与体位:让患者取半卧位或端坐卧位安静休息,鼓励患者多翻身、咳嗽,尽量做缓慢的深呼吸。

(2)吸氧:根据缺氧程度及病情选择氧流量。

(3)遵医嘱给予强心药、利尿剂、扩血管药物,注意观察药物的作用及不良反应,例如,血管扩张剂可致头痛及血压下降等;ACEI 的不良反应有直立性低血压、咳嗽等。

(4)病情观察:应观察呼吸困难的程度、发绀情况、肺部啰音的变化、血气分析和血氧饱和度等,以判断药物的疗效和病情进展。

2.水肿

(1)观察水肿的消长程度,每天测量体重,准确记录出入液量并适当控制液体摄入量。

(2)限制钠盐的摄入,每天食盐摄入量少于 5 g,服利尿剂者可适当放宽标准。限制含钠高的食品、饮料和调味品,如发酵面食、腌制品、味精、糖果、番茄酱、啤酒、汽水。

(3)加强皮肤护理,经常协助患者更换体位,嘱患者穿质地柔软的衣服,经常按摩骨隆突处,预防压疮的发生。

(4)遵医嘱正确使用利尿剂,密切观察其不良反应,主要为水、电解质紊乱。利尿剂的应用时间以早晨或日间为宜,避免夜间排尿过频而影响患者的休息。

(三)用药观察与护理

1.利尿剂

电解质紊乱是应用利尿剂时最易出现的不良反应,应随时注意观察。氢氯噻嗪类排钾利尿剂作用于肾远曲小管,抑制 Na^+ 的重吸收,并可通过 Na^+-K^+ 交换机制降低 K^+ 的吸收易,患者可出现低钾血症,应监测血钾浓度,给予含钾丰富的食物,遵医嘱及时补钾;氨苯蝶啶:直接作用于肾远曲小管远端,排钠保钾,利尿作用不强,常与排钾利尿剂合用,起保钾作用。出现高钾血症时,遵医嘱停用保钾利尿剂,嘱患者禁食含钾高的食物,严密观察心电监护变化,必要时给予胰岛素等,做紧急降钾处理。

2.ACEI

ACEI 的不良反应有低血压、肾功能一过性恶化、高钾血症、干咳、血管神经性水肿以及少见的皮疹、味觉异常等。对无尿性肾衰竭、妊娠哺乳期妇女和对该类药物过敏者禁止应用,对双侧肾动脉狭窄、血肌酐水平明显升高($>225\ \mu mol/L$)、有高钾血症(血钾水平$>5.5\ mmol/L$)、低血压[收缩压$<12.0\ kPa(90\ mmHg)$]或不能耐受 ACEI 者也不宜应用。

3.洋地黄类药物

洋地黄类药物可以加强心肌收缩力,减慢心率,从而改善心功能不全患者的血流动力学变化。其用药安全范围小,易发生中毒反应。

(1)严格按医嘱给药,教会患者服地高辛时应自测脉搏,如脉搏<60 次/分或节律不规则应暂停服药并告诉医师;对毛花苷 C 或毒毛花苷须稀释后缓慢静脉注射,并同时监测心率、心律及心电图变化。

(2)密切观察洋地黄的中毒表现。①心律失常:洋地黄中毒最重要的反应是出现各种类型的心律失常,是由心肌兴奋性过强和传导系统传导阻滞所致,常见者为室性期前收缩(多表现为二联律)、非阵发性交界区心动过速、房性期前收缩、心房颤动以及房室传导阻滞。快速房性心律失常伴房室传导阻滞是洋地黄中毒的特征性表现。洋地黄可引起心电图 ST-T 改变,但不能据此诊断为洋地黄中毒。②消化道症状:食欲减退、恶心、呕吐等(需与心力衰竭本身或其他药物所引起的胃肠道反应区别)。③神经系统症状:头痛、头昏、忧郁、嗜睡、精神改变等。④视觉改变:视力模糊、黄视、绿视等。测定血药浓度有助于洋地黄中毒的诊断。

(3)洋地黄中毒的处理:①发生中毒后应立即停用洋地黄药物及排钾利尿剂。②单发室性期前收缩、一度房室传导阻滞等在停药后常自行消失。③对于快速性心律失常患者,若血钾浓度低则静脉补钾,如血钾不低可用利多卡因或苯妥英钠;有传导阻滞及缓慢性心律失常者,可皮下或静脉注射 $0.5\sim1.0$ mg 阿托品,需要时安置临时心脏起搏器。

4.β 受体阻滞剂

必须从极小剂量开始逐渐加大剂量,每次剂量增加的时间梯度不宜短于5天,同时严密监测血压、体重、脉搏及心率变化,防止出现传导阻滞和心力衰竭加重。

5.血管扩张剂

(1)硝普钠:用药过程中,要严密监测血压,根据血压调节滴速,一般剂量为$0.72\sim4.32$ mg/(kg·d),连续用药不超过 7 天,嘱患者不要自行调节滴速,体位改变时动作宜缓慢,防止直立性低血压发生;注意避光,现配现用,液体配制后无论是否用完 $6\sim8$ 小时需更换;长期用药者,应监测血氰化物浓度,防止氰化物中毒,临床用药过程中发现老年人易出现精神方面的症状,应注意观察。

(2)硝酸甘油:用药过程中可出现头胀、头痛、面色潮红、心率加快等不良反应,改变体位时易出现直立性低血压。用药时从小剂量开始,严格控制输液速度,做好宣教工作,以取得配合。

(四)心理护理

(1)护士应具备良好的心理素质,沉着、冷静,用积极、乐观的态度影响患者及其家属,使患者增强战胜疾病的信心。

(2)建立良好的护患关系,关心、体贴患者,简要解释使用监测设备的必要性及作用,得到患者的充分信任。

(3)对患者及其家属进行适时的健康指导,强调严格遵医嘱服药、不随意增减或撤换药物的重要性,如出现中毒反应,应立即就诊。

(五)出院指导

1.活动指导

患有慢性心力衰竭的患者往往过分依赖药物治疗,而忽略运动保健。指导患者合理休息与活动,活动应循序渐进,活动量以不出现心悸、气急为原则。适应一段时间后再逐渐缓慢增加活动量。病情好转,可到室外活动。漫步、做体操、打太极拳、练气功都是适宜的保健方法。如活动不引起胸闷、气喘,表明活动量适度,以后根据各人的不同情况,逐渐增加活动时间。但必须以轻体力、小活动量、长期坚持为原则。

2.饮食指导

坚持合理饮食,进食低盐、低脂、低热量、高蛋白、高维生素、清淡、易消化的饮食。适当限制钠盐的摄入,可减轻体液的潴留,减轻心脏负担。一般钠盐可限制到每天 5 g 以下,病情严重者限制在每天不超过 3 g。但服用强力利尿剂的患者钠盐的限制不必过严;在严格限制钠盐的摄入时,一般可不必严格限制水分,液体摄入量以每天 1.5~2.0 L 为宜,但重症心力衰竭的患者应严格限制钠盐及水的摄入。少食多餐,避免过饱。

3.疾病知识指导

给患者讲解心力衰竭最常见的诱因有呼吸道感染、过重的体力劳动、心律失常、情绪激动、饮食不当等。因此患者一定要注意预防感冒,防止受凉,根据气温变化随时增减衣服;保持乐观情绪;平时根据心功能情况适当参加体育锻炼,避免过度劳累。

4.用药指导

告诉患者及其家属强心药、利尿剂等药物的名称、服用方法、剂量、不良反应及服药注意事项。患者要定期复查,如有不适,及时复诊。

第六章

普外科护理

第一节 肝 硬 化

肝硬化是长期肝细胞坏死继发广泛纤维化伴结节形成的结果。一种或多种致病因子长期或反复损伤肝实质,致使肝细胞弥漫性变性、坏死和再生,进而引起肝脏结缔组织弥漫性增生和肝细胞再生,最后导致肝小叶结构破坏和重建,肝内血液循环发生障碍。肝功能损害和门脉高压为该病的主要临床表现,晚期常出现严重的并发症。

肝硬化是世界性疾病。中年男性易罹患。在我国该病主要为肝炎后肝硬化。血吸虫病性、单纯乙醇性、心源性、胆汁性肝硬化均少见。

一、病因

引起肝硬化的病因很多,以病毒性肝炎最为常见。同一病例可由一种、两种或两种以上病因同时或先后作用引起。有些病例的病因不明。

(一)病毒性肝炎

病毒性肝炎经慢性活动性肝炎阶段逐步演变为肝硬化,称为肝炎后肝硬化。乙型肝炎和丙型肝炎常见,甲型肝炎一般不发展为肝硬化。由急性或亚急性重型肝炎演变的肝硬化称为坏死后肝硬化。

(二)寄生虫感染

发生感染血吸虫病时,大量血吸虫卵进入肝窦前的门脉小血管,刺激结缔组织增生,引起门脉高压。肝细胞的坏死和增生一般不明显,没有肝细胞的结节再生。但如伴发慢性乙型肝炎,其结果多为混合结节型肝硬化。

(三)乙醇中毒

乙醇中毒主要由乙醇的中间代谢产物(乙醛)对肝脏的直接损害引起。酗酒引起长期营养失调,使肝脏对某些毒性物质的抵抗力降低,在发病机制上也起一定作用。

(四)胆汁淤积

肝外胆管阻塞或肝内胆汁淤积持续存在时,高浓度的胆酸和胆红素对肝细胞有损害作用,久之可发展为肝硬化。由肝外胆管阻塞引起的肝硬化称为继发性胆汁性肝硬化。由原因未明的肝内胆汁淤积引起的肝硬化称为原发性胆汁性肝硬化。

(五)循环障碍

慢性充血性心力衰竭、缩窄性心包炎和各种病因引起的肝小静脉阻塞综合征等,导致肝脏充血、肝细胞缺氧,引起小叶中央区肝细胞坏死及纤维组织增生,最终发展为肝硬化。

(六)药物和化学毒物

长期服用某些药物(如双醋酚汀、辛可芬、异烟肼、甲基多巴、对氨基酸水杨酸钠和利福平)或反复接触化学毒物(如四氯化碳、磷、砷、氯仿)均可损伤肝脏,引起中毒性肝炎,最后演变为肝硬化。

(七)遗传和代谢性疾病

血友病、肝豆状核变性、半乳糖血症、糖原贮积等遗传代谢性疾病亦可发展为肝硬化,称为代谢性肝硬化。

(八)慢性肠道感染和营养不良

慢性菌痢、溃疡性结肠炎等常引起消化和吸收障碍,发生营养不良,同时肠内的细菌毒素及蛋白质腐败的分解产物等经门静脉到达肝内,引起肝细胞损害,演变为肝硬化。

(九)隐匿性肝硬化

病因难以肯定的肝硬化称为隐匿性肝硬化,其中大部分病例可能与隐匿性无黄疸型肝炎有关。

二、临床表现

肝硬化的病程一般比较缓慢,可能隐伏数年至数十年。肝脏具有很强的代偿功能,因此,早期临床表现常不明显或缺乏特征性。肝硬化的临床分期为肝功能代偿期和肝功能失代偿期。

(一)肝功能代偿期

一般症状较轻,缺乏特征性。常有乏力、食欲减退、消化不良、恶心、厌油、腹胀、腹泻、中上腹隐痛或不适,部分患者有踝部水肿、鼻衄、齿龈出血等。上述症状多呈间歇性,常因过度疲劳而发病,经适当休息及治疗可缓解。体征一般不明显,肝脏可轻度大,无或有轻度压痛,部分患者脾大。肝功能检查结果多在正常范围内或有轻度异常。

(二)肝功能失代偿期

随着疾病的进展,症状逐渐明显,肝脏常逐渐缩小,质变硬。临床主要表现是肝功能减退和门静脉高压。

1.肝功能减退

(1)营养障碍:表现为消瘦、贫血、乏力、水肿、皮肤干燥而松弛、面色灰暗、有口角炎、毛发稀疏而无光泽等。

(2)消化道症状:早期出现的食欲缺乏、腹胀、恶心、腹泻等消化道症状逐渐明显,患者稍进油腻肉食,即腹泻。部分患者还可出现轻度黄疸。

(3)出血倾向:轻者有鼻衄、齿龈出血,重者有胃肠道黏膜弥漫性出血及皮肤紫癜。这与肝脏合成凝血因子减少,脾大及脾功能亢进引起血小板减少有关。毛细血管脆性增加是出血倾向的附加因素。

(4)发热:部分患者可有低热,多为病变活动及肝细胞坏死时释出的物质影响体温调节中枢所致。此类发热用抗生素治疗无效,只有肝病好转时才能消失。如持续发热或高热,则提示合并感染、血栓性门静脉炎、原发性肝癌等。

(5)黄疸:表现为巩膜浅黄、尿色黄。如巩膜甚至全身皮肤黏膜呈深度金黄色,应考虑有肝硬化伴肝内胆汁淤积的可能。

(6)内分泌功能失调的表现:肝脏对雌激素的灭活作用减退导致脸、颈、肩、手背及上胸处的蜘蛛痣和/或毛细血管扩张。肝掌表现为大、小鱼际和指尖斑点状发红,加压后褪色。男性可出现乳房发育、睾丸萎缩、性功能减退,女性可出现月经不调、闭经、不孕等。皮肤色素沉着,面色污黑、晦暗,可能由继发性肾上腺皮质功能减退所致,也可能与肝脏不能代谢黑色素有关。继发性醛固酮、抗利尿激素增加导致水、钠潴留,尿量减少,对水肿与腹水的形成亦起重要的促进作用。

2.门静脉高压症

在肝硬化发展过程中,肝细胞坏死、再生结节形成、结缔组织增生和肝细胞结构改建,使门静脉小分支闭塞、扭曲,发生门静脉血流障碍,导致门脉压力升高。

(1)脾大及脾功能亢进:门静脉压力升高时,脾淤血、纤维结缔组织及网状内皮细胞增生,使脾大(多为正常的2~3倍,部分可平脐或达脐下)。脾大时常伴有脾功能亢进,表现为末梢血中白细胞和血小板计数减少,红细胞也可减少。胃底静脉破裂出血时脾缩小,输血、补液后渐渐增大。脾功能亢进,可能由于增生的网状内皮细胞对血细胞的吞噬、破坏作用加强;或由于脾产生某些体液因素,抑制骨髓造血功能或加速血细胞的破坏。

(2)侧支循环的形成:因门静脉回流受阻,门静脉与腔静脉间的吻合支渐次扩张开放,形成侧支循环。胃冠状静脉与食管静脉丛吻合,形成食管下段和胃底静脉曲张。这些静脉位于黏膜下疏松组织中,常由于腹内压突然升高或消化液反流侵蚀及食物摩擦而破裂出血。脐旁静脉与脐周腹壁静脉沟通,形成脐周腹壁静脉曲张,有时该处可听到连续的静脉杂音。直肠上静脉与直肠中静脉、直肠下静脉吻合扩张,形成内痔。门静脉回流受阻时,侧支循环血流方向见图6-1。

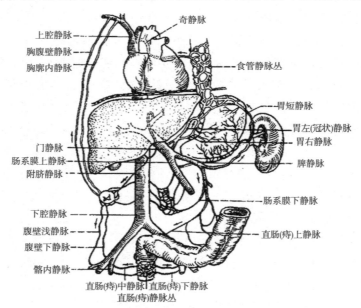

图6-1 门静脉回流受阻时侧支循环血流方向

(3)腹水:腹水的产生表明肝硬化病情较重。初起时有腹胀感,体检可发现移动性浊音(腹水量>500 mL)。大量腹水可使横膈抬高而致呼吸困难和心悸,腹部膨隆,腹壁皮肤张紧、发亮,有移动性浊音和水波感。腹内压力明显升高时,脐可突出而形成脐疝。在腹水出现的同时,常可发生肠胀气。部分腹水患者伴有胸腔积液,其中以右侧胸腔多见,两侧者较少。胸腔积液系腹水通过横膈淋巴管进入胸腔所致。腹水为草黄色漏出液。腹水形成的主要因素有清蛋白合成减少、蛋白质摄入和吸收障碍。当血浆清蛋白浓度<30 g/L 时,血浆胶体渗透压降低,促使血浆外渗;门脉压力升高至 2.94～5.88 kPa(正常为 0.79～1.18 kPa),腹腔毛细血管的滤过压增大,组织液回吸收减少而漏入腹腔;进入肝静脉的血流受阻,使肝淋巴液增加,出现回流障碍,淋巴管内压增大,造成大量淋巴液从肝包膜及肝门淋巴管溢出;肝脏对醛固酮、抗利尿激素的灭活作用减退;腹水形成后循环血容量减少,通过肾小球旁器使肾素分泌增加,产生肾素-血管紧张素-醛固酮系统反应,醛固酮分泌增多,导致肾远曲小管水、钠潴留作用加强,腹水进一步加重。

(4)食管和胃底曲张静脉破裂出血:是门脉高压症的主要并发症,死亡率为 30%～60%。当门静脉压力超过下腔静脉压力 1.47～1.60 kPa 时,曲张静脉就可以发生出血。曲张静脉大者比曲张静脉小者更易破裂出血。最常见的表现是呕血。出血可以是大量的,并迅速发生休克;也可自行停止,以后再发。偶尔仅表现为便血或黑便。

3.肝肾综合征

肝肾综合征(功能性肾衰竭)指严重肝病患者出现肾功能不良,并排除其他引起肾功能不良的原因。肝肾综合征的发病机制尚未明确。肝肾综合征通常见于严重的肝脏疾病患者。主要表现为少尿、蛋白尿、尿钠浓度低(<10 mmol/L),尿肌酐浓度与血浆肌酐浓度的比值≥30∶1,尿渗透压与血浆渗透压的比值>1。这些尿的改变与急性肾小管坏死不同。肾功能损害的发展不一,一些患者于数天内完全丧失肾功能,另一些患者的血清肌酐浓度随肝脏功能逐渐恶化而缓慢上升,达数周。

4.肝性脑病

肝性脑病指肝衰竭而导致代谢紊乱、中枢神经系统功能失调的综合征。肝性脑病是晚期肝硬化的最严重表现,也是常见的致死原因。临床上以意识障碍和昏迷为主要表现。

肝硬化是肝性脑病的最主要原发病因。常见的诱发因素有上消化道出血、感染、摄入高蛋白饮食、使用含氮药物、大量利尿或放腹水、大手术、麻醉、服安眠药和饮酒等。肝性脑病的发病机制尚未明了。主要有氨和硫醇中毒学说、假性神经介质学说、γ-氨基丁酸能神经传导功能亢进学说等。

临床上按意识障碍、神经系统表现和脑电图改变将肝性脑病分为 4 期(表 6-1)。

表 6-1　肝性脑病分期

分　期	精神状况	运动改变
Ⅰ期(前驱期)	思维紊乱,淡漠,激动,欣快,不安,睡眠紊乱	细震颤,协调动作缓慢,扑翼样震颤
Ⅱ期(昏迷前期)	嗜睡,昏睡,有定向障碍,行为失常	扑翼样震颤,发音困难,初级反射出现
Ⅲ期(昏睡期)	思维明显紊乱,言语令人费解	反射亢进,有巴宾斯基征,尿、便失禁,肌阵挛,过度换气
Ⅳ期(昏迷期)	昏迷	呈去大脑体位,有短促的眼头反射,疼痛刺激反应早期存在,进展为反应减弱和刺激反应消失

肝性脑病患者呼出气体中常具有一种类似烂苹果样臭味,这与肝脏不能分解甲硫氨酸中间产物二甲基硫和甲基硫醇有关。肝臭可在昏迷前出现,是一种预后不良的征象。

5.其他

肝硬化患者常因抵抗力降低而并发各种感染,如支气管炎、肺炎、自发性腹膜炎、结核性腹膜炎、尿路感染。腹膜炎发生的机制可能是细菌通过血液或淋巴液播散入腹腔,并可穿过肠壁而入腹腔。腹水患者易发生腹膜炎,病死率高,早期诊断非常重要。自发性腹膜炎起病较急者常有腹痛和腹胀。起病缓者则多有低热或不规则的发热,伴有腹部隐痛、恶心、呕吐及腹泻。体检可发现腹膜刺激征,腹水性质由漏出液转为渗出液。

长期低钠盐饮食、利尿及大量放腹水,易发生低钠血症和低钾血症。长期使用高渗葡萄糖溶液与肾上腺糖皮质激素、呕吐及腹泻可使钾、氯减少,而产生低钾血症、低氯血症,并致代谢性碱中毒和肝性脑病。

(三)肝脏体征

肝脏大小不一,早期肝大,质地中等或中等偏硬,晚期肝缩小、坚硬,表面呈颗粒状或结节状。一般无压痛,但在肝细胞进行性坏死或并发肝炎或肝周围炎时,可有触痛与叩击痛。肝边缘锐利提示无炎症活动,边缘圆钝表明有炎症、水肿、脂肪浸润或纤维化。肝硬化时右叶下缘不易触及而左叶增大。

三、检查

(一)血常规

白细胞计数和血小板计数明显减少。失血、营养障碍、叶酸及维生素 B_{12} 缺乏导致缺铁性或巨幼红细胞性贫血。

(二)肝功能检查

早期蛋白电泳即显示球蛋白增多,而清蛋白到晚期才减少。絮状试验及浊度试验在肝功能代偿期可正常或轻度异常,而在失代偿期多为异常。失代偿期转氨酶活力可呈轻度、中度升高,一般以谷丙转氨酶活力升高较明显,肝细胞有严重坏死时,则谷草转氨酶活力常高于谷丙转氨酶。

静脉注射磺溴酞 5 mg/kg 体重 45 分钟后,正常人血内滞留量应低于 5%,肝硬化时多有不同程度的增加。磺溴酞可有变态反应,检查前应做皮内过敏试验。吲哚靛青绿亦是一种染料,一般静脉注射0.5 mg/kg体重 15 分钟后,正常人血中滞留量<10%,肝硬化尤其是结节性肝硬化患者的潴留值明显升高,高于30%。本试验为诊断肝硬化的最好的方法,比溴磺酞试验更敏感,更安全、可靠。

在肝功能代偿期,血中胆固醇浓度多正常或偏低;在失代偿期,血中胆固醇浓度下降,特别是胆固醇酯的浓度常低于正常水平。凝血酶原时间在代偿期可正常,在失代偿期则呈不同程度延长,注射维生素 K 亦不能纠正。

(三)影像学检查

B超检查可用于探查肝、脾的大小及有无腹水,可显示脾静脉和门静脉增宽,有助于诊断。食管静脉曲张时,吞钡 X 线检查可见蚯蚓状或串珠状充盈缺损,纵行黏膜皱襞增宽。胃底静脉曲张时,可见菊花样充盈缺损。放射性核素肝脾扫描可见肝摄取减少,分布不规则,脾摄取增加,脾大可明显显影。

(四)纤维食管镜

纤维食管镜检查可见食管钡餐检查呈阴性的食管静脉曲张。

(五)肝穿刺活组织检查

肝活组织检查常可明确诊断,但其为创伤性检查,仅在临床诊断确有困难时才选用。

(六)腹腔镜检查

可直接观察肝脏表面、色泽、边缘及脾等的改变,并可在直视下进行有目的穿刺活组织检查,对鉴别肝硬化、慢性肝炎和原发性肝癌以及明确肝硬化的病因很有帮助。

四、基本护理

(一)观察要点

观察患者的全身情况,有无消瘦、贫血、乏力、面色灰暗黝黑、口角炎、毛发稀疏而无光泽等营养障碍表现。观察皮肤黏膜、巩膜有无黄染,尿色有无变化。注意蜘蛛痣、杵状指、色素沉着、肝臭、水肿、男性乳房发育等体征。了解有无肝区疼痛、食欲缺乏、厌油、恶心、呕吐、排便不规则、腹胀等消化道症状。

(二)并发症的观察

1.门脉高压症

观察腹水、腹胀和其他压迫症状,观察有无腹壁静脉曲张、痔出血、贫血、鼻衄、齿龈出血、瘀点、瘀斑、呕血、黑便。

2.腹水

观察尿量、腹围、体重变化和有无水肿。

3.肝性脑病

注意意识和精神活动,有无嗜睡、昏睡、昏迷、定向障碍、胡言乱语,有无睡眠节律紊乱和扑翼样震颤。

(三)一般护理

1.合理的休息

研究证明取卧位时肝脏血流量与站立时肝脏血流量有明显差异,前者比后者多40%以上。因此合理的休息既可减少体能消耗,又能降低肝脏负荷,增加肝脏血流量,防止肝功能进一步受损和促进肝细胞恢复。在肝功能代偿期患者应适当减少活动和工作强度,注意休息,避免劳累。若病情不稳定,肝功能试验异常,则应减少活动,充分休息。有发热、黄疸、腹水等表现的失代偿患者应以卧床休息为主,并保证充足的睡眠。

2.正确的饮食

正确的进食和合理的营养能促进肝细胞再生,反之则会加重病情,诱发上消化道出血、肝昏迷、腹泻等。肝硬化患者应选择高热量、高蛋白、高维生素且易消化的食物。适当限制动物脂肪的摄入,不食增加肝脏解毒负荷的食物和药物。一般要求每天总热量为10.46～12.55 kJ(2.5～3.0 kcal)。蛋白质每天 100～150 g,含蛋白质的食物宜多样化、易消化、含有丰富的必需氨基酸。脂肪每天40～50 g。要有足量的B族维生素、维生素C等。为防便秘,可进食含纤维素多的食物。对肝功能明显减退的晚期患者或有肝昏迷先兆者给予低蛋白饮食,限制蛋白质每天 30 g 左右。对伴有腹水者按病情给予低盐(每天 3～5 g)和无盐饮食。腹水严重时应限制每天的入水量。给黄疸患者补充胆盐。患者禁饮酒、咖啡,禁止吸烟和吃高盐食物。避免进食有刺激性、粗糙、坚硬的食物,进食时应细嚼慢咽,以防引起食管或胃底静脉破裂出血。教育患者和家属认识到正确饮食和合理营养的意义,并且理解必须长期坚持饮食疗法,要有耐心和毅力,使患者能正确掌握、家属能予以监督。

(四)心理护理

肝硬化的病程漫长,久治不愈,尤其进入失代偿期后,患者心身遭受很大痛苦,承受的心理压力大,心理变化也大,因此在常规治疗护理中更应强调心理护理,必须做好以下几方面。

(1)保持病房整洁、安静、舒适,从视觉、听觉、嗅觉、触觉等方面消除不良刺激,使患者在生活起居方面感到满意。

(2)对病情稳定者,要主动指导患者和家属掌握治疗性自我护理方法,包括通过多种形式宣教有关医疗知识,消除他们的恐惧、悲观感,帮他们树立信心;帮助分析并发症发生的诱因,增强患者的预防能力;对心理状态稳定型患者可客观地介绍病情及检查化验结果,以取得其配合。

(3)对病情反复发作者,要热情地帮助其恢复生活自理能力,增加战胜疾病的信心。对忧郁悲观型患者应给予同情,充分理解他们,帮助他们解决困难。对怀疑类型的患者应明确告知诊断无误,客观介绍病情,并使其冷静面对现实。

(4)根据病情需要适当安排娱乐活动。

(五)药物治疗的护理

严重患者特别是老年患者进食少时,可静脉供给能量,以补充机体所需。研究表明,80%～100%的肝硬化患者存在程度不同的能量、营养不足。因此对老年患者按每天每千克体重摄入1.0 g蛋白质,补充由疾病相关因素造成的额外丢失。补充蛋白质(氨基酸)时,应提供以必需氨基酸为主的氨基酸溶液。若肝功损害严重,则以含丰富支链氨基酸(45%)的溶液作为氮源。目前冰冻血浆的使用越来越广泛,使用过程中应注意掌握正确的融化方法和观察输注不良反应。一般融化血浆后不再复冻。

使用利尿剂时,应教会患者正确服用利尿剂。通常需向患者讲述常用利尿剂的作用及不良反应。指导患者掌握观察方法,如体重每天减少 0.5 kg,尿量每天达 2 000～2 500 mL,腹围逐渐缩小。

第二节 胆 囊 炎

胆囊炎是最常见的胆囊疾病,常与胆石症同时存在。女性患者多于男性患者。胆囊炎分为急性和慢性两种。

一、临床表现

急性胆囊炎可出现右上腹撑胀疼痛,体位改变和呼吸时疼痛加剧,右肩或后背部放射性疼痛,高热,打寒战,可有恶心、呕吐。慢性胆囊炎患者常出现消化不良,上腹不适或钝痛,可有恶心、腹胀及嗳气,进食油腻食物后加剧。

胆囊炎并发胆石症者在结石嵌顿时,可引起穿孔,导致腹膜炎,疼痛加重,甚至出现中毒性休克或衰竭。胆囊炎胆石症可加重或诱发冠心病,引起心肌缺血性改变。专家认为:胆囊结石是诱发胆囊癌的重要因素之一。胆囊炎胆石症常可引起胰腺炎,由胆管疾病引起的急性胰腺炎约占 50%。

二、治疗原则

(1)对无症状的胆囊结石患者根据结石的大小和数目、胆囊壁病变确定是否手术及手术时机。应择期行胆囊切除术,有条件医院应用腹腔镜行胆囊切除术。

(2)对有症状的胆囊结石患者用开放法或腹腔镜方法。

(3)胆囊结石伴有并发症(如胆囊积液或积脓、急性胆石性胰腺炎胆管结石或胆管炎)时,应即刻行胆囊切除术。

三、护理措施

(一)术前护理

(1)按一般外科术前常规护理。

(2)提供低脂饮食。

(3)急性期应给予静脉输液,以纠正电解质紊乱,输血或血浆,以改善全身情况。

(4)患者如有中毒性休克表现,应先补足血容量,用升压药等纠正休克,病情好转后手术治疗。

(5)黄疸严重者有皮肤瘙痒,要做好皮肤护理,防止瘙痒时皮肤破损,出现皮肤感染。黄疸患者胆管内缺乏胆盐,有维生素 K 吸收障碍,容易引起凝血功能障碍,术前应注射维生素 K。对出现高热者按高热护理常规护理。

（6）协助医师做好各项检查,如检查肝功能、做心电图、测定凝血酶原时间、做超声检查、胆囊造影。对肝功能损害严重者应给予保肝治疗。

（7）需做胆总管与胆管吻合术前,应做胆管准备。

（8）手术前一天禁吃晚餐,手术日早晨按医嘱留置胃管,抽尽胃液。

（二）术后护理

（1）按一般外科手术后护理常规及麻醉后护理常规护理。

（2）血压平稳后改为半坐卧位,以利于引流。

（3）禁食期间,给予静脉输液,维持水、电解质平衡。

（4）留置胃管,保持胃管通畅,观察引流液的性质并记录引流液的量,术后 2～3 天肠蠕动恢复正常,可拔除胃管,让患者进食流质,以后将饮食逐渐改为低脂半流质,注意患者进食后反应。

（5）注意腹部伤口渗液,如渗液多,应及时更换敷料。

（6）停留 T 管引流,保持胆管引流管通畅,并记录 24 小时引流液的量及性质。

（7）对引流管停留时间长,引流量多者,要注意其饮食及消化功能,若食欲差,可让其口服去氧胆酸、胰酶片或中药。

（8）胆总管内有残存结石或泥沙样结石,术后两周可行 T 管冲洗。

（9）防止 T 管脱落,除手术时要固定牢靠外,应将 T 管用别针固定于腹带上。

（10）防止逆行感染。每周将 T 管引流所接的消毒引流瓶(袋)更换两次,更换引流袋时要无菌操作。对腹壁引流伤口每天更换一次敷料。

（11）注意水、电解质平衡,注意有无低钾、低钠症状,注意黄疸消退情况。

（12）拔 T 管指征及注意事项:一般术后 10～14 天,患者无发热、腹痛,大便颜色正常,黄疸消退,胆汁引流量逐天减少,至 50 mL 以下,胆汁颜色正常,呈金黄色、澄清时,用低浓度的胆影葡胺行 T 管造影,以了解胆管远端是否通畅,如通畅,可钳夹 T 管或提高 T 管,使之距离腋后线10～20 cm。如有上腹胀痛、发热、黄疸加深等,说明胆管下端仍有梗阻,应立即开放引流管,继续引流,钳夹 T 管48 小时后无任何不适,方可拔管。拔管后1～2 天可有少量胆汁溢出,应及时更换敷料,如有大量胆汁外溢,应向医师报告。拔管后还应观察患者的食欲及腹胀、腹痛、黄疸、体温和大便情况。

第三节　胆　囊　结　石

　　胆囊结石是指原发于胆囊的结石,是胆石症中最多的一种疾病。近年来随着卫生条件的改善以及饮食结构的变化,胆囊结石的发病率呈升高趋势,已高于胆管结石的发病率。胆囊结石多见于女性,男性患者与女性患者之比为 1：(3～4)。胆囊结石以胆固醇结石或以胆固醇为主要成分的混合性结石为主。少数结石可经胆囊管排入胆总管,大多数存留于胆囊内,且结石越聚越大,可呈多颗小米粒状,在胆囊内可存在数百粒小结石,也可呈单个巨大结石。有些患者终身无症状而在尸检中发现静止性胆囊结石,大多数患者腹痛症状反复发作。一般小结石容易嵌入胆囊管,发生阻塞,引起胆绞痛症状,发生急性胆囊炎。

一、诊断

(一)症状

1.胆绞痛

　　胆绞痛是胆囊结石并发急性胆囊炎时的典型表现,多在进油腻食物后胆囊收缩,结合移位并嵌顿于胆囊颈部,胆囊压力升高后强力收缩而发生绞痛。小结石通过胆囊管或胆总管时可发生典型的胆绞痛,疼痛位于右上腹,呈阵发性,可向右肩背部放射,伴恶心、呕吐,呕吐物为胃内容物,吐后症状并不减轻。存留在胆囊内的大结石堵塞胆囊腔时并不引起典型的胆绞痛,故胆绞痛常反映结石在胆管内的移动。急性发作、特别是发生坏疽性胆囊炎时还可出现高热、畏寒等明显的感染症状,严重病例由于炎性渗出或胆囊穿孔可引起局限性腹膜炎,从而出现腹膜刺激症状。胆囊结石一般无黄疸,但 30％的患者因伴有胆管炎或肿大的胆囊压迫胆管,肝细胞损害时也可有一过性黄疸。

2.胃肠道症状

　　大多数慢性胆囊炎患者有不同程度的胃肠道功能紊乱,表现为右上腹隐痛、厌油、进食后有上腹饱胀感,常被误认为"胃病"。有近半数的患者早期无症状,称为静止性胆囊结石,在长期随访中仍有部分此类患者出现腹痛等症状。

(二)体征

1.一般情况

　　无症状期间多数患者的一般情况良好,少数急性胆囊炎患者在发作期可有黄疸,症状重时可有感染中毒症状。

2.腹部情况

如无急性发作,患者腹部常无明显异常体征,部分患者右上腹可有深压痛。急性胆囊炎患者可有右上腹饱满、呼吸运动受限、右上腹触痛及肌紧张等局限性腹膜炎体征,墨菲征呈阳性。有 1/3～1/2 的急性胆囊炎患者,在右上腹可扪及肿大的胆囊或胆囊与大网膜粘连而形成的炎性肿块。

(三)检查

1.化验检查

胆囊结石合并急性胆囊炎有血液白细胞计数升高,少数患者谷丙转氨酶浓度也升高。

2.B超

B超检查简单易行,价格低廉,且不受胆囊的大小和功能、胆管梗阻或结石含钙量的影响,诊断正确率可达 96％以上,是首选的检查手段。典型声像特征是胆囊腔内有强回声光团并伴声影,改变体位时光团可移动。

3.胆囊造影

胆囊造影能显示胆囊的大小及形态并了解胆囊的收缩功能,但易受胃肠道功能、肝功能及胆囊管梗阻的影响,应用很少。

4.X线

腹部 X 线平片对胆囊结石的显示率为 10％～15％。

5.十二指肠引流

十二指肠引流物有无胆汁可确定是否有胆囊管梗阻,胆汁中出现胆固醇结晶提示结石存在,但此项检查目前已很少用。

6.CT、MRI、经内镜逆行性胰胆管造影、经皮肝穿刺胆管造影

在 B 超不能确诊或者怀疑有肝内胆管、肝外胆管结石或胆囊结石术后多年复发,又疑有胆管结石者,可酌情选用其中某一项或几项诊断方法。

(四)诊断要点

1.症状

20％～40％的胆囊结石可终生无症状,称"静止性胆囊结石"。有症状的胆囊结石的主要临床表现:进食后,特别是进油腻食物后,出现上腹部或右上腹部隐痛、饱胀,伴嗳气、呃逆等。

2.胆绞痛

胆囊结石的典型表现:疼痛位于上腹部或右上腹部,呈阵发性,可向肩胛部

和背部放射,多伴恶心、呕吐。

3.Mirizzi 综合征

持续嵌顿和压迫胆囊壶腹部和颈部的较大结石,可引起肝总管狭窄或胆囊管瘘以及反复发作的胆囊炎、胆管炎、梗阻性黄疸,称"Mirizzi 综合征"。

4.墨菲征

右上腹部局限性压痛、肌紧张,墨菲征呈阳性。

5.B 超

胆囊暗区有一个或多个强回声光团,并伴声影。

(五)鉴别诊断

1.肾绞痛

需鉴别胆绞痛与肾绞痛,后者的疼痛部位在腰部,疼痛向外生殖器放射,伴有血尿,可有尿路刺激症状。

2.胆囊非结石性疾病

对于胆囊良性肿瘤、胆囊恶性肿瘤、胆囊息肉样病变等,B 超、CT 等影像学检查可提供鉴别线索。

3.胆总管结石

胆总管结石可表现为高热、黄疸、腹痛,超声等影像学检查可以鉴别,但有时胆囊结石可与胆总管结石并存。

4.消化性溃疡性穿孔

此类患者多有溃疡病史,腹痛发作突然并很快波及全腹,腹壁呈板状强直。腹部 X 线平片可见膈下游离气体。较小的十二指肠穿孔,或穿孔后很快被网膜包裹,形成一个局限性炎性病灶时,易与急性胆囊炎混淆。

5.内科疾病

一些内科疾病(如肾盂肾炎、右侧胸膜炎、肺炎)发生时,亦可出现右上腹疼痛症状,若注意分析,不难获得正确的诊断。

二、治疗

(一)一般治疗

饮食宜清淡,防止急性发作,对无症状的胆囊结石应定期 B 超随诊。注意维持水、电解质平衡,并静脉注射抗生素。

(二)药物治疗

应用溶石疗法,服用鹅去氧胆酸或熊去氧胆酸对胆固醇结石有一定溶解效果。但此种药物有肝毒性,服药时间长,反应大,价格贵,停药后结石易复发。其适应证为胆囊结石直径在 2 cm 以下;结石含钙少,X 线能够透过;胆囊管通畅;患者的肝脏功能正常,无明显的慢性腹泻史。目前多主张采取单用熊去氧胆酸或与鹅去氧胆酸合用,不主张单用鹅去氧胆酸。鹅去氧胆酸总量为 15 mg/(kg·d),分次口服。熊去氧胆酸为 8～10 mg/(kg·d),分餐后口服或晚餐后口服。疗程 1～2 年。

(三)手术治疗

对于无症状的静止胆囊结石,一般认为无须施行手术切除胆囊。但有下列情况时,应进行手术治疗:①胆囊造影时胆囊不显影;②结石直径超过2 cm;③并发糖尿病且处于糖尿病已控制时;④患者为老年人或有心肺功能障碍者。

腹腔镜胆囊切除术适于无上腹创伤及手术史者,无急性胆管炎、胰腺炎、腹膜炎及腹腔脓肿的患者。对并发胆总管结石的患者应同时行胆总管探查术。

1.术前准备

择期胆囊切除术后引起死亡的最常见原因是心血管疾病。因此,详细询问病史,发现心绞痛和仔细进行心电图检查,注意有无心肌缺血或以往心肌梗死证据非常重要。此外,还应寻找脑血管疾病,特别是一过性缺血发作的症状。若病史呈阳性或有问题时应做非侵入性颈动脉血流检查。此时对择期胆囊切除术应当延期,按照指征在冠状动脉架桥或颈动脉重新恢复血管流通后施行。除心血管病外,引起择期胆囊切除术后死亡的其他原因有肝胆疾病,主要是肝硬化。除术中出血外,还可发生肝衰竭和败血症。自从在特别挑选的患者中应用预防性措施以来,择期胆囊切除术后感染中毒性并发症的发生率已有明显下降。慢性胆囊炎患者胆汁内的细菌滋生率为10％～15％,而在急性胆囊炎消退期患者中细菌滋生率则高达50％。细菌菌种为肠道菌,如大肠埃希菌、产气克雷伯菌和粪链球菌,也可见到产气荚膜杆菌、类杆菌和变形杆菌等。胆管内细菌的发生率随年龄而增长,故主张对超过 60 岁、急性胆囊炎发作刚恢复的患者,术前预防性使用抗生素。

2.手术治疗

对有症状胆石症已成定论的治疗是腹腔镜胆囊切除术。虽然此技术的常规应用时间尚短,但是其结果十分突出,仅在不能施行腹腔镜手术或手术不安全时,才选用开腹胆囊切除术。外科医师在遇到胆囊和胆管解剖不清,止血或胆汁渗漏而不能满意地控制时,应当及时中转开腹。目前,中转开腹率在 5％以下。

(四)其他治疗

体外震波碎石适用于胆囊内胆固醇结石,结石直径不超过 3 cm,且胆囊具收缩功能。治疗后部分患者可发生急性胆囊炎或结石碎片进入胆总管而引起胆绞痛和急性胆管炎,此外碎石后仍不能防止结石的复发。因其并发症多,疗效差,现已基本不用。

三、护理措施

(一)术前护理

1.饮食指导

患者选用低脂肪、高蛋白质、高糖饮食。因为高脂肪饮食可促进胆囊收缩,排出胆汁,加剧疼痛。

2.术前用药

对严重的胆石症发作性疼痛可使用镇痛剂和解痉剂,但应避免使用吗啡,因吗啡有收缩胆总管的作用,可加重病情。

3.病情观察

应注意观察胆石症急性发作患者的体温、脉搏、呼吸、血压、尿量及腹痛情况,及时发现有无感染性休克征兆。注意患者的皮肤有无黄染及粪便颜色的变化,以确定有无胆管梗阻。

(二)术后护理

(1)症状观察及护理:定时监测患者生命体征的变化,注意有无血压下降、体温升高及尿量减少等全身中毒症状,及时补充液体,保持出入量平衡。

(2)T形管护理:胆总管切开,放置T形管的目的是引流胆汁,使胆管减压。①应把T形管妥善固定,防止扭曲、脱落。②保持T形管无菌,每天更换引流袋。患者下地活动时引流袋应低于胆囊水平,避免胆汁回流。③观察并记录每天胆汁的引流量、颜色及性质,防止胆汁淤积,引起感染。④拔管:如果T形管引流通畅,胆汁为淡黄、澄清、无沉渣且无腹痛、发热等症状,术后10～14天可夹闭管道。开始每天夹闭2～3小时,若无不适,可逐渐延长时间,直至全日夹管。在此过程中要观察患者有无体温升高、腹痛、恶心、呕吐及黄疸等。经T形管造影显示胆管通畅后,再引流2～3天,以及时排出造影剂。经观察无特殊反应,可拔除T形管。

(3)健康指导:进少油腻、高维生素、低脂食物。烹调方式以蒸煮为宜,少吃油炸的食物。

(4)适当进行体育锻炼,提高机体抵抗力。

第四节　急性胰腺炎

一、病因

(一)梗阻因素

梗阻是最常见原因。该病常见于胆总管结石、胆管蛔虫症、奥狄括约肌水肿和痉挛等引起的胆管梗阻以及胰管结石、肿瘤导致的胰管梗阻。

(二)乙醇中毒

乙醇引起奥狄括约肌痉挛,使胰管引流不畅、压力升高。同时乙醇刺激胃酸分泌,胃酸又刺激促胰液素和缩胆囊素分泌增多,促使胰腺外分泌增加。

(三)暴饮暴食

暴饮暴食,尤其是进食高蛋白、高脂肪食物,过量饮酒可刺激胰腺大量分泌,胃肠道功能紊乱,或剧烈呕吐导致十二指肠内压骤增,十二指肠液反流,共同通道受阻。

(四)感染因素

腮腺炎病毒、肝炎病毒、伤寒杆菌等经血流、淋巴进入胰腺可致该病。

(五)损伤或手术

胃胆管手术或胰腺外伤、内镜逆行胰管造影等因素可直接或间接损伤胰腺,导致胰腺缺血、奥狄括约肌痉挛或刺激迷走神经,使胃酸、胰液分泌增加,可导致发病。

(六)其他因素

内分泌或代谢性疾病(如高脂血症、高钙血症),某些药物(如吲哚美辛、硫唑嘌呤)均可损害胰腺。

二、病理生理

根据病理改变可将该病分为水肿性胰腺炎和出血坏死性胰腺炎。基该病理改变是水肿、出血和坏死,严重者可并发休克、化脓性感染及多脏器衰竭。

三、临床表现

(一)腹痛

腹痛大多突然发作,常在饱餐后或饮酒后发作。多为全上腹持续剧烈疼痛伴有阵发性加重,向腰背部放射,疼痛与病变部位有关。胰头部有炎症以右上腹痛为主,向右肩部放射;胰尾部有炎症以左上腹为主,向左肩放射;炎症累及全胰则呈束带状腰背疼痛。重型患者的腹痛延续时间较长,由于渗出液扩散,腹痛可弥散至全腹,并有麻痹性肠梗阻现象。

(二)恶心、呕吐

早期为反射性频繁呕吐,呕吐物多为胃、十二指肠内容物,后期因肠麻痹或肠梗阻可呕吐小肠内容物。呕吐后腹胀不缓解为其特点。

(三)发热

发热与病变程度相一致。重型胰腺炎继发感染或合并胆管感染时可有持续高热,持续高热不退提示合并感染或并发胰周脓肿。

(四)腹胀

腹胀是重型胰腺炎的重要体征之一,其原因是腹膜炎造成麻痹性肠梗阻。

(五)黄疸

黄疸多在有胆源性胰腺炎时发生。严重者可合并肝细胞性黄疸。

(六)腹膜炎体征

发生水肿性胰腺炎时,压痛只局限于上腹部,常无明显肌紧张;出血坏死性胰腺炎压痛明显,并有肌紧张和反跳痛,范围较广泛或波及全腹。

(七)休克

严重患者出现休克,表现为脉细速,血压降低,四肢厥冷,面色苍白等。有的患者以突然休克为主要表现,称为暴发性急性胰腺炎。

(八)皮下瘀斑

少数患者因胰酶及坏死组织液穿过筋膜与基层渗入腹壁下,可在季肋及腹部形成蓝棕色斑(格雷·特纳征)或脐周皮肤青紫(卡伦征)。

四、辅助检查

(一)胰酶测定

1.血清淀粉酶

90%以上的患者血清淀粉酶浓度升高,通常在发病后 3~4 小时后开始升高,12~24 小时达到高峰,3~5 天恢复正常。

2.尿淀粉酶测定

尿淀粉酶浓度通常在发病后 12 小时开始升高,24～48 小时达高峰,持续 5～7 天下降。

3.血清脂肪酶测定

血清脂肪酶浓度在发病 24 小时升高至 0.5～1.0 U。

(二)腹腔穿刺

穿刺液为血性混浊液体,可见脂肪小滴,腹水淀粉酶较血清淀粉酶值高 3～8 倍。并发感染时呈脓性。

(三)B 超检查

B 超检查可见胰腺弥漫性均匀肿大,界限清晰,内有光点反射,但较稀少,若炎症消退,上述变化持续 1～2 周即可恢复正常。

(四)CT 检查

CT 扫描显示胰腺弥漫肿大,边缘不光滑,当胰腺出现坏死时可见胰腺上有低密度、不规则的透亮区。

五、临床分型

(一)水肿性胰腺炎(轻型)

主要表现为腹痛、恶心、呕吐、腹膜炎体征、血淀粉酶和尿淀粉酶浓度增大,治疗后短期内可好转,死亡率低。

(二)出血坏死性胰腺炎(重型)

上述症状、体征继续加重,高热持续不退,黄疸加深,神志模糊,谵妄,高度腹胀,有血性或脓性腹水,两侧腰部或脐下出现青紫瘀斑,胃肠出血,可能休克等。实验室检查:白细胞增多($>16\times10^9$/L),红细胞和血细胞比容降低,血糖浓度升高(>11.1 mmol/L),血钙浓度降低(<2.0 mmol/L),$PaO_2 < 8.0$ kPa(60 mmHg),血尿素氮或肌酐升高,酸中毒等。甚至出现急性肾衰竭、DIC、急性呼吸窘迫综合征等,死亡率较高。

六、治疗原则

(一)非手术治疗

对急性胰腺炎大多采用非手术治疗:①严密观察病情;②减少胰液分泌,应用抑制或减少胰液分泌的药物;③解痉镇痛;④用有效抗生素防治感染;⑤抗休克,纠正水、电解质平衡失调;⑥用抗胰酶疗法;⑦腹腔灌洗;⑧使用激素和中医中药治疗。

(二)手术治疗

1.目的

清除含有胰酶、毒性物质的坏死组织。

2.指征

指征为采用非手术疗法无效者,诊断未明确而疑有腹腔脏器穿孔或肠坏死者,合并胆管疾病者,并发胰腺感染者。应考虑手术探查。

3.手术方式

手术方式有灌洗引流、坏死组织清除和规则性胰腺切除术、胆管探查、T 形管引流和胃造瘘、空肠造瘘术等。

七、护理措施

(一)非手术期间的护理

1.病情观察

严密观察神志,监测生命体征和腹部体征的变化,监测血气、凝血功能、血电解质的变化,及早发现坏死性胰腺炎、休克和多器官衰竭。

2.维持正常呼吸功能

给予高浓度氧气吸入,必要时用呼吸机辅助呼吸。

3.维护肾功能

详细记录每小时尿量、尿比重、出入水量。

4.控制饮食、抑制胰腺分泌

对病情较轻者,可进少量清淡流质或半流质饮食,限制蛋白质的摄入量,禁止进食脂肪。对病情较重或频繁呕吐者要禁食,行胃肠减压,遵医嘱给予抑制胰腺分泌的药物。

5.预防感染

对病情重或胆源性胰腺炎患者给予抗生素,为预防真菌感染,应加用抗真菌药物。

6.防治休克

维持水、电解质平衡,应早期迅速补充水、电解质、血浆、全血。还应预防低钾血症、低钙血症,在疾病早期应注意观察,及时矫正。

7.心理护理

指导患者减轻疼痛的方法,解释各项治疗措施的意义。

(二)术后护理

1.术后各种引流管的护理

(1)熟练掌握各种管道的作用,将导管贴上标签后与引流装置正确连接,妥善固定,防止导管滑脱。

(2)分别观察和记录各引流管的引流液的性状、颜色、量。

(3)严格遵循无菌操作规程,定期更换引流装置。

(4)保持引流通畅,防止导管扭曲。重型患者常有血块、坏死组织脱落,容易造成引流管阻塞。如有阻塞,可用无菌温生理盐水冲洗,帮患者经常更换体位,以利于引流。

(5)冲洗液、灌洗液现用现配。

(6)拔管护理:当患者的体温正常并稳定10天左右,白细胞计数正常,腹腔引流液少于5 mL,每天引流液淀粉酶测定正常后可考虑拔管。拔管后要注意拔管处伤口有无渗漏,如有渗液应及时更换敷料。拔管处伤口可在1周左右愈合。

2.伤口护理

观察伤口有无渗液、有无裂开,按时换药。并发胰外瘘时,要注意保持负压引流通畅,并用氧化锌糊剂保护瘘口周围皮肤。

3.营养支持治疗与护理

根据患者的营养评定状况,计算需要量,制订计划。第一阶段,术前和术后早期,需抑制分泌功能,使胰腺处于休息状态,同时因胃肠道功能障碍,需完全胃肠外营养(TPN)2～3周。第二阶段,术后3周左右,病情稳定,肠道功能基本恢复,可通过空肠造瘘提供营养3～4周,称为肠道营养(TEN)。第三阶段,逐渐恢复经口进食,称为胃肠内营养(EN)。

4.并发症的观察与护理

(1)胰腺脓肿及腹腔脓肿:术后2周的患者出现高热,腹部有肿块,应考虑胰腺脓肿及腹腔脓肿的可能。一般此并发症为腹腔引流不畅,胰腺坏死组织及渗出液局部积聚感染所致。非手术疗法无效时应手术引流。

(2)胰瘘:例如,观察到腹腔引流时无色、透明腹腔液经常外漏,其中淀粉酶含量高,为胰液外漏所致,合并感染时引流液可显脓性。多数可逐渐自行愈合。

(3)肠瘘:主要表现为明显的腹膜刺激征,引流液中伴有粪渣。瘘管形成后用营养支持治疗。长期不愈者,应考虑手术治疗。

（4）假性胰腺囊肿：多数需手术行囊肿切除或内引流手术，少数患者经非手术治疗 6 个月可自行吸收。

（5）糖尿病：胰腺部分切除后，可引起内分泌、外分泌缺失。注意观察血糖、尿糖的变化，根据化验报告补充胰岛素。

5.心理护理

由于病情重，术后引流管多，恢复时间长，患者易产生悲观、急躁情绪，因此应关心、体贴、鼓励患者，帮助患者树立战胜疾病的信心，使其积极配合治疗。

八、健康教育

（1）应少食多餐，注意食用富有营养、易消化的食物，避免暴饮暴食及酗酒。

（2）有胆管疾病者、病毒感染者应积极治疗。

（3）告知患者会引发胰腺炎的药物种类，不得随意服药。

（4）患者有高糖血症，应遵医嘱口服降糖药或注射胰岛素，定时查血糖、尿糖，将血糖水平控制在稳定水平，防治各种并发症。

（5）出院 4～6 周，避免过度疲劳。

（6）门诊应定期随访。

第七章

妇 科 护 理

第一节 外阴炎及阴道炎

一、外阴炎

外阴炎是妇科常见病,是外阴部的皮肤与黏膜的炎症,可发生于任何年龄,多见于生育期及绝经后妇女。

(一)护理评估

1.健康史

(1)病因评估:外阴炎主要指外阴部的皮肤与黏膜的炎症,多见于大、小阴唇。外阴与尿道、肛门、阴道邻近且暴露,阴道分泌物、月经血、产后的恶露、尿液、粪便的刺激,糖尿病患者的糖尿的长期浸渍,均可引起外阴不同程度的炎症;此外,穿化纤内裤、紧身内裤,使用卫生巾使局部透气性差等,均可诱发外阴部的炎症。

(2)病史评估:评估有无外阴炎的因素,有无糖尿病、阴道炎病史。

2.身心状况

(1)症状:外阴瘙痒、疼痛、红、肿、灼热,性交及排尿时加重。

(2)体征:局部充血、肿胀、糜烂,常有抓痕,严重者形成溃疡或湿疹。慢性炎症者的外阴局部皮肤或黏膜增厚、粗糙、皲裂等。

(3)社会-心理状况:了解病程,了解患者对症状的反应,有无烦躁、不安等心理。

(二)护理诊断及合作性问题

1.皮肤或黏膜完整性受损
与皮肤黏膜炎症有关。

2.舒适改变

与外阴瘙痒、疼痛,分泌物增多有关。

3.焦虑

与性交障碍、行动不便有关。

(三)护理目标

(1)患者的皮肤与黏膜完整。

(2)患者的病情缓解或好转,舒适感增加。

(3)患者情绪稳定,积极配合治疗与护理。

(四)护理措施

1.一般护理

炎症期间患者宜进食清淡且富含营养的食物,禁食辛辣、刺激性食物。

2.心理护理

患者常出现烦躁不安、焦虑、紧张,应帮助患者树立信心,减轻心理负担,坚持治疗。

3.病情监护

积极寻找病因,消除刺激原。

4.治疗护理

(1)治疗原则:去除病因,积极治疗原发病,如阴道炎、尿瘘、粪瘘、糖尿病。

(2)治疗配合:保持外阴清洁、干燥,局部使用约 40 ℃的 1∶5 000 的高锰酸钾溶液坐浴,每天2次,每次 15～30 分钟,5～10 次为 1 个疗程。如有破溃,可涂抗生素软膏或紫草油,急性期可用物理治疗。

(五)健康指导

(1)做好卫生宣教,指导妇女穿棉质内裤,减少分泌物刺激,谨慎使用公共浴室等,注意经期、孕期、产期及流产后的生殖道清洁,防止感染。

(2)定期做妇科检查,积极参与普查与普治。

(3)指导用药方法及注意事项。

(4)加强性道德教育,纠正不良性行为。

(六)护理评价

(1)患者诉说外阴瘙痒症状减轻,舒适感增加。

(2)患者的焦虑缓解或消失,掌握了卫生保健常识,能养成良好卫生习惯。

二、前庭大腺炎

细菌侵入前庭大腺腺管内致腺管充血、水肿称为前庭大腺炎。

(一)护理评估

1.健康史

(1)病因评估:前庭大腺腺管开口位于小阴唇与处女膜之间,在性交、流产、分娩时或其他情况污染外阴部时,病原体易侵入,引起炎症。该病多见于育龄妇女,主要病原体为葡萄球菌、链球菌、大肠埃希菌、淋病奈瑟球菌及沙眼衣原体等。急性炎症发作时,细菌先侵犯腺管,腺管口因炎症肿胀、阻塞,渗出物不能排出,积存而形成脓肿,称为前庭大腺脓肿(又称巴氏腺脓肿),多发于一侧。如急性炎症消退,腺管口粘连阻塞,分泌物不能外流,脓液转清,则形成前庭大腺囊肿,多为单侧,大小不等,可持续数年不增大。患者往往无自觉症状。

(2)病史评估:了解患者有无反复的外阴感染史及卫生习惯。

2.身体状况

(1)症状:初起时局部肿胀、疼痛、有烧灼感,行走不便,可伴有大小便困难等。有时可出现发热等全身症状(表7-1)。

表 7-1 前庭大腺炎临床类型及患者的身体状况

临床类型	身体状况
急性期	(1)大阴唇下 1/3 处疼痛、肿胀,严重时行走受限。检查局部可见皮肤红、肿、热、压痛 (2)脓肿形成时,可触及波动感,脓肿直径可达5~6 cm,可自行破溃。如破口大,引流通畅,脓液流出后炎症消退;如破口小,引流欠佳,炎症持续不退或反复发作 (3)可出现全身不适、发热等全身症状
慢性期	慢性期囊肿形成,患者感到外阴部有坠胀感或性交不适。检查时局部可触及囊性肿物,大小不一,有时可反复急性发作

(2)体征:外阴部皮肤红肿、压痛明显。当脓肿形成时,疼痛加剧,并可触及波动感,脓肿直径可达5~6 cm。

(3)社会-心理状况:了解病程,了解患者对症状的反应,有无烦躁、不安等心理。患者常因害羞或怕痛而未及时诊治。

(二)辅助检查

取前庭大腺开口处分泌物做细菌培养,确定病原体。

(三)护理诊断及合作性问题

1.皮肤完整性受损

与脓肿自行破溃或手术切开引流有关。

2.疼痛

与局部炎症刺激有关。

(四)护理目标

(1)患者的皮肤保持完整。

(2)疼痛缓解或好转。

(五)护理措施

1.一般护理

急性期患者应卧床休息,饮食易消化,富含营养。

2.心理护理

患者常常烦躁不安、焦虑、紧张,应尊重患者,为患者保密,以解除其忧虑,使其积极治疗,帮助其增强治愈疾病的信心和生活的勇气。

3.病情监护

观察患者的生命体征,重点观察体温变化,观察伤口愈合的情况。

4.治病护理

(1)治疗原则:急性期局部热敷或坐浴,用抗生素消炎;脓肿形成或囊肿较大时,切开引流或行囊肿造口术,保持腺体功能,防止复发。

(2)治疗配合:急性炎症发作时,取前庭大腺开口处分泌物做细菌培养,确定病原体。根据细菌培养结果和药物敏感试验选用抗生素,口服或肌内注射。脓肿形成或囊肿较大时,切开引流或行囊肿造口术,并放置引流条。术后保持局部清洁,每天更换一次引流条,对外阴用蘸有 1:5 000 的氯己定的棉球擦拭,每天擦洗外阴2次,也可用清热解毒的中药热敷或坐浴,每天2次。

(六)健康指导

(1)向患者及其家属讲解此病的病因及预防措施,指导患者注意外阴清洁卫生。

(2)告知患者月经期、产褥期禁止性交,月经期应使用消毒卫生巾以预防感染,术后注意事项及正确用药。告知患者相关卫生保健常识,要养成良好卫生习惯。

（七）护理评价

（1）患者诉说外阴不适症状减轻，舒适感增加。

（2）患者接受医务人员指导，焦虑缓解或消失。

阴道炎是阴道黏膜及黏膜下结缔组织的炎症，是妇科常见病。正常健康妇女的阴道对病原体的侵入有自然防御功能。当各种因素导致自然防御功能降低，阴道内生态平衡遭到破坏时，病原体侵入导致阴道炎症。幼女及绝经后妇女雌激素缺乏，阴道上皮薄，阴道抵抗力低，她们比青春期及育龄期妇女更易受感染。

三、滴虫性阴道炎

滴虫性阴道炎是由阴道毛滴虫引起的最常见的阴道炎。阴道毛滴虫主要寄生于女性的阴道，也可存在于尿道、尿道旁腺及膀胱，可存在于男性的包皮皱襞、尿道及前列腺内。滴虫适宜生长在温度为 25～40 ℃，pH 为 5.2～6.6 的潮湿环境。月经前、后，阴道内酸性减弱，接近中性，隐藏在腺体及阴道皱襞中的滴虫常得以繁殖，而发生滴虫性阴道炎。此病的传播途径有经性交的直接传播及经游泳池、浴盆、坐便器、衣物、器械等途径的间接传播。

（一）护理评估

1.健康史

（1）病因评估：阴道毛滴虫呈梨形，体积为多核白细胞的 2～3 倍。滴虫顶端有 4 根鞭毛，体部有波动膜，后端尖并有轴柱凸出（图 7-1）。活的滴虫透明、无色，如水滴，鞭毛随波动膜的波动而活动。阴道毛滴虫极易传播，pH 在 4.5 以下时便受到抑制甚至致死。pH 上升至 7.5 时，其繁殖可完全被抑制。在妊娠期和月经来潮前、后，阴道 pH 升高，可使阴道毛滴虫的感染率和发病率升高。

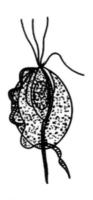

图 7-1　滴虫

(2)病史评估:评估发作与月经周期的关系、既往阴道炎病史、个人卫生情况,分析感染经过,了解治疗经过。

2.身心状况

(1)症状:主要症状为白带呈稀薄泡沫状,量多及伴有外阴、阴道口瘙痒。如有其他细菌混合感染,白带可呈黄绿色、血性、脓性且有臭味。局部可有灼热、疼痛、性交痛。合并尿路感染,可有尿频、尿痛、血尿。阴道毛滴虫能吞噬精子,阻碍乳酸生成,影响精子在阴道内存活,可致不孕。

(2)体征:妇科检查时可见阴道黏膜充血,严重时有散在的出血点。有时可见阴道后穹隆处有液性或脓性泡沫状分泌物。

(3)社会-心理状况:患者常因炎症反复发作而烦恼,出现无助感。

(二)辅助检查

(1)悬滴法:在玻片上加 1 滴温生理盐水,自阴道后穹隆处取少许分泌物,将其混于生理盐水中,用低倍镜检查,如有滴虫,可见其活动。阳性率可达 80%～90%。取分泌物检查前 24～48 小时,避免性交、阴道灌洗及阴道上药。

(2)培养法:适于症状典型而悬滴法未见滴虫者,可用培养基培养,其准确率可达 98%。

(三)护理诊断及合作性问题

1.知识缺乏
患者缺乏对疾病传染途径的认识及缺乏阴道炎治疗的知识。

2.舒适改变
与外阴瘙痒、分泌物增多有关。

3.组织完整性受损
与分泌物增多、外阴瘙痒、搔抓有关。

(四)护理目标

(1)患者能说出疾病传染的途径,了解阴道炎的治疗与日常防护知识。

(2)患者的分泌物减少,舒适度提高。保持组织完整性,无破损。

(五)护理措施

1.一般护理
注意个人卫生,保持外阴部清洁、干燥,避免搔抓外阴导致皮肤破损。

2.心理护理
帮助患者消除疾病带来的烦恼,减轻其对确诊后的心理压力,增强治疗疾病的信心。告知患者夫妇滴虫性阴道炎的传播途径、临床表现、治疗方法和注意事项,减轻他们的焦虑心理,同时鼓励他们积极配合治疗。

3.病情观察

观察患者的外阴瘙痒症状、阴道分泌物的量及颜色等。

4.治疗护理

(1)治疗原则:杀灭阴道毛滴虫,保持阴道的自净作用,防止复发,夫妻双方要同时治疗,切断直接传染途径。

(2)治疗配合:①局部治疗,增强阴道酸性环境,用1%的乳酸溶液、0.5%的醋酸溶液或1∶5 000的高锰酸钾溶液冲洗阴道后,每晚睡前将200 mg甲硝唑置于阴道后穹隆,每天一次,10天为1个疗程。②全身治疗,甲硝唑(灭滴灵)每次200～400 mg,每天口服3次,10天为1个疗程。③指导患者正确用药,按疗程坚持用药,注意冲洗液的浓度、温度。④观察用药后的反应,口服甲硝唑后偶见胃肠道反应,如食欲缺乏、恶心、呕吐、起皮疹,一旦发现,应向医师报告并停药。妊娠期、哺乳期妇女应慎用,因为药能通过胎盘进入胎儿体内,并可由乳汁排泄。

(六)健康指导

(1)做好卫生宣教,积极开展普查普治,消灭传染源,严格禁止滴虫阴道炎患者或带虫者进入游泳池。医疗单位做好消毒隔离,防止交叉感染。患者在治疗期间勤换内裤,对内裤、坐浴及洗涤用物应煮沸消毒5～10分钟以消灭病原体,禁止性生活,避免交叉或重复感染。哺乳期妇女在用药期间或用药后24小时内不宜哺乳。经期暂停坐浴、阴道冲洗及阴道用药。

(2)夫妻都应检查,男方若查出毛滴虫,夫妻应共同治疗,有助于提高疗效。治疗期间应禁止性生活。

(3)治愈标准:治疗后应在每次月经干净后复查1次,连续3次均为阴性,方为治愈。

(七)护理评价

(1)患者自诉外阴不适症状减轻,舒适感增加,悬滴法试验连续3个周期复查为阴性。

(2)患者正确复述预防及治疗此病的相关知识。

四、外阴阴道假丝酵母菌病

外阴阴道假丝酵母菌病(vulvovaginal candidiasis,VVC)也称外阴阴道念珠菌病,是一种常见的外阴、阴道炎,80%～90%的病原体为白假丝酵母菌,其发病率仅次于滴虫阴道炎。白假丝酵母菌是真菌,不耐热,加热至 60 ℃,持续1 小时,即可死亡;但对干燥、日光、紫外线及化学制剂的抵抗力较强。

(一)护理评估

1.健康史

(1)病因评估:白假丝酵母菌为条件致病菌,可存在口腔、肠道和阴道而不引起症状。当阴道内糖原增多、酸度增加、局部细胞免疫力下降时,白假丝酵母菌可繁殖并引起炎症,故外阴阴道假丝酵母菌病多见于孕妇、糖尿病患者及接受大量雌激素治疗者。此外,长期应用抗生素、服用皮质类固醇激或有免疫缺陷综合征等,可以改变阴道内微生物之间的相互制约关系,易发此症;穿紧身化纤内裤、肥胖可使会阴局部的温度及湿度增加,也易使白假丝酵母菌得以繁殖而引起感染。

(2)传播途径评估:①内源性感染为主要感染,白假丝酵母菌除寄生于阴道外,还可寄生于人的口腔、肠道,这些部位的白假丝酵母菌可互相传染。②通过性交直接传染。③通过接触感染的衣物等间接传染。

(3)病史评估:了解有无糖尿病及长期使用抗生素、雌激素、类固醇皮质激素病史,了解患者的卫生习惯及有无不洁性生活史。

2.身心状况

(1)症状:患者的外阴、阴道奇痒,患者坐卧不安,痛苦异常,可伴有尿痛、尿频、性交痛。阴道分泌物为干酪样或豆渣样。

(2)体征:妇科检查见小阴唇内侧、阴道黏膜红肿并附着白色块状薄膜,容易剥离,下面为糜烂及溃疡。

(3)社会-心理状况:患者常因外阴瘙痒痛苦不堪,由于影响休息与睡眠,产生忧虑与烦躁,评估患者产生心理障碍及影响疾病治疗的原因。

3.辅助检查

(1)悬滴法:在玻片上加 1 滴温生理盐水,自阴道后穹隆处取少许分泌物,将其混于生理盐水中,用低倍镜检查,若找到白假丝酵母菌的芽孢和假菌丝即可确诊。

(2)培养法:适于症状典型而悬滴法未见白假丝酵母菌者,可用培养基培养。

(二)护理诊断及合作性问题

1.焦虑

焦虑与易复发,影响休息与睡眠有关。

2.组织完整性受损

组织完整性受损与分泌物增多、外阴瘙痒、搔抓有关。

(三)护理目标

(1)患者的情绪稳定,患者积极配合治疗与护理。

(2)患者的病情改善,舒适度提高。

(3)保持组织完整性,组织无破损。

(四)护理措施

1.一般护理

注意个人卫生,保持外阴部清洁、干燥,避免搔抓外阴以免皮肤破损。

2.心理护理

向患者讲解外阴阴道假丝酵母菌病的病因、治疗方法和注意事项等,消除患者的顾虑和焦虑心理,使其积极配合治疗。

3.病情观察

观察患者的外阴瘙痒症状、阴道分泌物的量及颜色等。

4.治疗护理

(1)治疗原则:消除诱因,改变阴道的酸碱度,根据患者的情况选择局部或全身应用抗真菌药以杀灭致病菌。

(2)用药护理。①局部治疗:用2%～4%的碳酸氢钠溶液冲洗阴道或坐浴,再选用制霉菌素栓剂、克霉唑栓剂、咪康唑栓剂等置于阴道内,一般7～10天为1个疗程。②全身用药:若局部用药效果较差或病情顽固,可口服伊曲康唑、氟康唑、酮康唑等。③用药注意:孕妇要积极治疗,否则阴道分娩时新生儿易感染,产生鹅口疮。妊娠期坚持局部治疗,禁止口服唑类药物。勤换内裤,对内裤、坐浴及洗涤用物应煮沸消毒5～10分钟以消灭病原体,避免交叉和重复感染。④用药护理:嘱患者阴道灌洗或坐浴时应注意药液的浓度和治疗时间,要使灌洗药物充分溶化,温度一般为40 ℃,切忌过烫,以免烫伤皮肤。

(五)健康指导

(1)做好卫生宣教,养成良好的卫生习惯,每天洗外阴、换内裤。切忌搔抓。

(2)约15%的男性与女性患者性接触后患有龟头炎,对有症状的男性患者也应进行检查与治疗。

(3)鼓励患者坚持用药,不随意中断疗程。

(4)嘱患者积极治疗糖尿病等疾病,正确使用抗生素、雌激素,以免诱发外阴阴道假丝酵母菌病。

(六)护理评价

(1)患者的分泌物减少,性状转为正常,舒适感增加。

(2)患者正确复述预防及治疗此疾病的相关知识,做到积极配合并坚持治疗。

五、萎缩性阴道炎

萎缩性阴道炎属于非特异性阴道炎,常见于绝经后及卵巢切除后或盆腔放疗者。绝经后的萎缩性阴道炎又称老年性阴道炎。

(一)护理评估

1.健康史

(1)病因评估:①妇女绝经;②手术切除卵巢;③产后闭经;④用假绝经疗法;⑤盆腔放疗等。由于雌激素水平降低,阴道上皮萎缩、变薄,上皮细胞内糖原减少,阴道内 pH 升高,阴道自净作用减弱,局部抵抗力降低,致病菌入侵后易繁殖而引起炎症。

(2)病史评估:了解患者有无糖尿病及长期使用抗生素、雌激素、类固醇皮质激素病史;了解个人卫生习惯及有无不洁性生活史;了解有无进行盆腔放疗等。

2.身心状况

(1)症状:白带增多,多为黄水状,严重感染时可呈脓性,有臭味。黏膜有浅表溃疡时,分泌物可为血性,有的患者可有点滴出血,可伴有外阴瘙痒、灼热、尿频、尿痛、尿失禁等症状。

(2)体征:妇科检查可见阴道皱襞消失,上皮菲薄,黏膜出血,表面可有小出血点或片状出血点;严重时可形成浅表溃疡,阴道弹性消失,变狭窄,慢性炎症、溃疡还可引起阴道粘连,导致阴道闭锁。

(3)社会-心理状况:老年人常因思想比较保守,不愿就医而出现无助感。其他患者常因知识缺乏而病急乱投医,因此,应注意评估患者不愿就医的原因及家庭支持系统。

3.辅助检查

取分泌物检查,用悬滴法排除滴虫性阴道炎和外阴阴道假丝酵母菌病;有血性分泌物时,常需做宫颈刮片或分段诊刮,排除宫颈癌和子宫内膜癌。

（二）护理诊断及合作性问题

1.舒适改变

与外阴瘙痒、疼痛、分泌物增多有关。

2.知识缺乏

与患者缺乏绝经后妇女预防保健知识有关。

3.有感染的危险

与局部分泌物增多、破溃有关。

（三）护理目标

（1）患者的分泌物减少，分泌物的性状转为正常，舒适感增加。

（2）患者正确复述预防及治疗此疾病的相关知识，做到积极配合并坚持治疗。

（3）患者无感染发生或感染被及时发现和控制，体温、血常规正常。

（四）护理措施

1.一般护理

嘱患者保持外阴清洁，勤换内裤，穿棉质内裤，减少刺激等。

2.心理护理

使患者了解老年性阴道炎的病因和治疗方法，减轻其焦虑；对卵巢切除者、放疗者给予安慰与相关医学知识的解释，增强其治疗疾病的信心；解释雌激素替代疗法可缓解症状，帮助其建立治愈疾病的信心。

3.病情观察

观察白带的性状、量，有无外阴瘙痒、灼热及膀胱刺激症状等。

4.治疗护理

（1）治疗原则：增强阴道黏膜的抵抗力，抑制细菌生长繁殖。

（2）治疗配合：①增加阴道的酸度，用0.5%的醋酸或1%的乳酸溶液冲洗阴道，每天1次。冲洗阴道后，将200 mg甲硝唑或200 mg氧氟沙星放入阴道深部，每天1次，7～10天为1个疗程。②增加阴道抵抗力，针对病因给予雌激素制剂，可局部用药，也可全身用药。每晚将0.125～0.250 mg己烯雌酚放入阴道深部，4天为1个疗程。③全身用药，可口服尼尔雌醇，首次4 mg，以后每2～4周1次，每晚2 mg，维持2～3个月。

（五）健康指导

（1）对围绝经期、老年妇女进行健康教育，使其掌握预防老年性阴道炎的措施及技巧。

（2）指导患者及其家属阴道灌洗、上药的方法和注意事项。用药前洗净双手及会阴,减少感染的机会。如果患者自己用药有困难,指导其家属协助用药或由医务人员帮助使用。

（3）告知使用雌激素治疗可出现的症状,嘱乳癌或子宫内膜癌患者慎用雌激素制剂。

（六）护理评价

（1）患者的分泌物减少,分泌物的性状转为正常,舒适感增加。

（2）患者正确复述预防及治疗此疾病的相关知识,做到积极配合并坚持治疗。

第二节　子宫颈炎

子宫颈炎是指子宫颈发生的急性或慢性炎症。子宫颈炎是妇科常见疾病之一,包括子宫颈阴道部炎症及子宫颈管黏膜炎症。临床上分为急性子宫颈炎和慢性子宫颈炎。临床多见的子宫颈炎是急性子宫颈管黏膜炎,若急性子宫颈炎未经及时诊治或病原体持续存在,可导致慢性子宫颈炎。

由于子宫颈管黏膜上皮为单层柱状上皮,抗感染能力较差,当遇到多种病原体侵袭、物理或化学因素刺激、机械性子宫颈损伤、子宫颈异物等,引起子宫颈局部充血、水肿,上皮变性、坏死,黏膜、黏膜下组织、腺体周围大量中性粒细胞浸润,或子宫颈间质内有大量淋巴细胞、浆细胞等慢性炎细胞浸润,可伴有子宫颈腺上皮及间质增生和鳞状上皮化生。因子宫颈阴道部鳞状上皮与阴道鳞状上皮相延续,亦可由阴道炎症引起子宫颈阴道部炎症。

病原体种类如下:①性传播疾病的病原体,主要是淋病奈瑟球菌及沙眼衣原体。②内源性病原体,与细菌性阴道病病原体、生殖道支原体感染有关。

一、护理评估

（一）健康史

1.一般资料

了解患者的年龄、月经史、婚育史,患者是否处在妊娠期。

2.既往疾病史

详细了解有无阴道炎、性传播疾病及子宫颈炎的病史,包括发病时间、病程经过、治疗方法及效果。

3.既往手术史

详细询问分娩手术史,了解阴道分娩时有无子宫颈裂伤;是否做过妇科阴道手术及有无子宫颈损伤、感染史。

4.个人生活史

了解患者的卫生习惯,分析可能的感染途径。

(二)生理状况

1.症状

(1)急性子宫颈炎:阴道分泌物增多,呈黏液脓性,阴道分泌物的刺激可引起外阴瘙痒及灼热感;可出现月经间期出血、性交后出血等症状;常伴有尿道症状,如尿急、尿频、尿痛。

(2)慢性子宫颈炎:患者多无症状,少数患者可有阴道分泌物增多,呈淡黄色或脓性,偶有接触性出血、月经间期出血,偶有分泌物刺激引起外阴瘙痒或不适。

2.体征

(1)急性子宫颈炎:检查见脓性或黏液性分泌物从子宫颈管流出;用棉拭子擦拭子宫颈管时,容易诱发子宫颈管内出血。

(2)慢性子宫颈炎:检查可见子宫颈呈糜烂样改变,或有黄色分泌物覆盖子宫颈口或从子宫颈管流出,也可见子宫颈息肉或子宫颈肥大。

3.辅助检查

(1)实验室检查:用分泌物涂片做革兰染色,中性粒细胞＞30 个/高倍视野;阴道分泌物湿片检查白细胞＞10 个/高倍视野;做淋菌奈瑟球菌及沙眼衣原体检测,以明确病原体。

(2)宫腔镜检查:镜下可见血管充血,子宫颈黏膜及黏膜下组织、腺体周围大量中性粒细胞浸润,腺腔内可见脓性分泌物。

(3)宫颈细胞学检查:包括宫颈刮片、宫颈管吸片检查,以鉴别该病与宫颈上皮瘤样病变或早期宫颈癌。

(4)阴道镜及活组织检查:必要时进行,以明确诊断。

(三)高危因素

(1)有性传播疾病,小于 25 岁,有多位性伴侣或有新性伴侣且无保护性交。

(2)有细菌性阴道病。

(3)分娩、流产或手术致子宫颈损伤。

(4)卫生不良或雌激素缺乏,局部抗感染能力差。

(四)社会-心理因素

1.对健康问题的态度

患者是否因无明显症状,而不重视或延误治疗。

2.对疾病的反应

患者是否因病变在子宫颈,又涉及生殖器官与性,而不愿及时就诊;或阴道分泌物增多引起不适;或治疗效果不明显而烦躁不安;或遇到白带带血或接触性出血时,担心疾病的严重程度,疑有癌变而恐惧、焦虑。

3.家庭、社会及经济状况

了解家属对患者是否关心,患者家庭经济状况如何,是否有医疗保险。

二、护理诊断

(一)皮肤完整性受损

其与宫颈上皮糜烂及炎性刺激有关。

(二)舒适的改变

其与白带增多有关。

(三)焦虑

其与害怕宫颈癌有关。

三、护理措施

(一)症状护理

1.阴道分泌物增多

观察阴道分泌物的颜色、性状及量,选择合适的药液进行阴道冲洗。在不清楚种类时,不可滥用冲洗液,指导患者勤换会阴垫及内裤,保持外阴清洁、干燥。

2.外阴瘙痒与灼痛

嘱患者尽量避免搔抓,防止外阴部皮肤破损,减少活动,避免摩擦外阴。

(二)用药护理

药物治疗主要用于急性子宫颈炎。

1.遵医嘱用药

(1)经验性抗生素治疗:在未获得病原体检测结果前,采用针对衣原体的经验性抗生素治疗,阿奇霉素 1 g,单次顿服,或多西环素 100 mg,每天 2 次,连服7 天。

(2)针对病原体的抗生素治疗:临床上除选用抗淋病奈瑟球菌的药物外,同时应用抗衣原体感染的药物。对于单纯急性淋病奈瑟球菌性子宫颈炎,常用药物有头孢菌素,如头孢曲松钠250 mg,单次肌内注射,或头孢克肟 400 mg,单次口服;对沙眼衣原体所致子宫颈炎,治疗药物有四环素类,如多西环素 100 mg,每天 2 次,连服 7 天。

2.用药观察

注意观察药物的不良反应,若出现不良反应,立即停药并通知医师。

3.用药注意事项

注意药物的半衰期及有效作用时间,注意药物的配伍禁忌。抗生素应现配现用。

4.用药指导

若病原体为沙眼衣原体及淋病奈瑟球菌,应对性伴侣进行相应的检查和治疗。

(三)物理治疗及手术治疗的护理

1.宫颈糜烂样改变

若为无症状的生理性柱状上皮异位,无须处理;如伴有分泌物增多、乳头状增生或接触性出血,可给予局部物理治疗,包括激光、冷冻、微波治疗等,也可以给予中药治疗,作为物理治疗前后的辅助治疗。

2.慢性子宫颈黏膜炎

针对病因给予治疗,若病原体不清可试用物理治疗。

3.子宫颈息肉

配合医师行息肉摘除术。

4.子宫颈肥大

一般无须治疗。

(四)心理护理

(1)加强疾病知识宣传,引导患者正确认识疾病,及时就诊,接受规范治疗。

(2)向患者解释疾病与健康的问题,鼓励患者表达自己的想法。对病程长、迁延不愈的患者,给予关心和耐心解说,告知疾病的过程及防治措施;对病理检查发现宫颈上皮有异常增生的病例,告知通过密切监测,坚持治疗,可阻断癌变途径,以缓解其焦虑,增加其治疗的信心。

(3)与家属沟通,让其多关心患者,支持患者,使患者坚持治疗,促进康复。

四、健康指导

(一)讲解疾病知识

向患者讲解子宫颈炎的疾病知识,告知及时就诊和规范治疗的重要性。

(二)个人卫生指导

嘱患者保持外阴清洁,每天清洗外阴 2 次,养成良好的卫生习惯,尤其注意经期、孕产期及产褥期卫生,避免感染发生。

(三)随访指导

告知患者,物理治疗后分泌物增多,甚至有多量水样排液,在术后 1～2 周脱痂时可有少量出血,是因为创面愈合,不必就诊;如出血量多于月经量,则需到医院就诊;在物理治疗后 2 个月内禁止性生活、盆浴和阴道冲洗;治疗后经过 2 个月经周期,于月经干净后 3～7 天来医院复查,评价治疗效果,对效果欠佳者可进行第二次治疗。

(四)体检指导

坚持每 1～2 年做 1 次体检,及早发现异常,及早治疗。

五、注意事项

(1)治疗前,应常规做宫颈刮片,行细胞学检查。

(2)在急性生殖器炎症期不做物理治疗。

(3)应在月经干净后 3～7 天进行治疗。

(4)物理治疗后阴道分泌物可能增多,甚至有大量水样排液,在术后 1～2 周脱痂时可有少许出血。

(5)应告知患者,创面完全愈合时间为 4～8 周,其间禁盆浴、性交和阴道冲洗。

(6)物理治疗有引起术后出血、子宫颈管狭窄、感染的可能,应定期复查,观察创面愈合情况直到痊愈,同时检查有无子宫颈管狭窄。

第三节 子宫内膜异位症

子宫内膜异位症是指具有生长功能的子宫内膜生长在子宫腔内壁以外引起的症状和体征。异位的子宫内膜绝大多数局限在盆腔内的生殖器官和邻近器官的腹膜面,故临床上称为盆腔子宫内膜异位症。子宫内膜生长在子宫肌层内称子宫腺肌病。部分患者体内这两种疾病可合并存在。

子宫内膜异位症的发病率近年来明显升高。该病是目前常见的妇科病之一,多见于30～40岁的妇女。该病为良性病变,但子宫内膜有远距离转移和种植能力。初潮前无发病,绝经后异位的子宫内膜组织可逐渐萎缩吸收,妊娠或使用性激素抑制卵巢功能可暂时阻止该病的发展,子宫内膜的发病与卵巢的周期性变化有关。也发生周期性出血,引起周围组织纤维化、粘连,病变局部形成紫蓝色硬结或包块。卵巢的子宫内膜异位症最为常见。卵巢内的异位内膜因反复出血而形成多个囊肿,但以单个多见,故又称为卵巢子宫内膜异位囊肿。囊肿内含暗褐色、黏稠的陈旧血,状似巧克力液体,故又称为卵巢巧克力囊肿。

一、护理评估

(一)病史

1.月经史

了解患者的月经初潮年龄,月经周期、经期、经量是否正常,有无痛经或其他伴随症状。了解痛经的性质,是否为进行性加重。

2.婚育史

了解患者的结婚年龄、婚次、夫妻性生活情况,有无经期性交情况,了解生育情况,足月产、早产、流产次数,现有子女数等。

3.病史

有无先天性生殖道畸形、子宫手术或经期盆腔检查等。

(二)身心状态

1.身体状态

(1)痛经:痛经是子宫内膜异位症的典型症状,其特点为继发性和进行性加重。疼痛多位于下腹部和腰骶部,可放射至阴道、会阴、肛门或大腿,常于月经来潮前 1~2 天开始,经期第 1 天最为剧烈,以后逐渐减轻,月经干净时消失。

(2)月经失调:部分患者经量增多和经期延长,少数患者出现经前期点滴出血。月经失调可能与卵巢无排卵、黄体功能不足等有关。

(3)性交痛:异位的内膜出现在直肠子宫陷凹或病变导致子宫后倾固定,性交时子宫颈受到碰撞及子宫收缩和向上提升,可引起疼痛。

(4)不孕:占 40% 左右,不孕的原因可能与盆腔内器官和组织广泛粘连和输卵管的蠕动减弱,影响卵子的排出、摄取和受精卵的运行有关。

2.心理状态

疼痛、不孕造成患者顾虑重重,心理压力大。需要手术的患者会有紧张、恐惧等心理问题。

(三)诊断性检查

1.妇科检查

典型者子宫后倾固定,盆腔检查可扪及盆腔内有触痛性结节或子宫旁有不活动的囊性包块。

2.辅助检查

(1)B超检查:可确定卵巢子宫内膜异位囊肿的位置、大小和形状。

(2)腹腔镜检查:可发现盆腔内器官或直肠子宫陷凹、子宫骶骨韧带等处有紫蓝色结节。

二、护理诊断

(一)焦虑

其与不孕和需要手术有关。

(二)知识缺乏

其与缺乏自我照顾及与手术相关的知识有关。

(三)舒适改变

其与痛经及手术后伤口有关。

三、护理目标

(1)患者能正确认识疾病的性质及原因,帮助其解除紧张、恐惧的心理,坚定治疗信心。

(2)患者自觉疼痛症状缓解。

四、护理措施

(1)心理护理:许多年轻患者因顽固的痛经、不孕等情况而焦虑。护理人员应多关心和理解患者,说明只要坚持用药或采取必要的手术便可改善症状,鼓励患者树立信心,积极配合治疗,对尚未生育的患者应给予指导和帮助,促使其尽早受孕。

(2)做好卫生宣传教育工作,防止经血逆流。如有先天性生殖道畸形或后天性炎性阴道狭窄、宫颈粘连等,应及时手术。凡进入宫腔内的经腹手术,应保护腹壁切口和子宫切口,防止子宫内膜种植到腹壁切口或子宫切口。经期应避免盆腔检查和性交。

(3)对使用激素治疗的患者,应介绍服药的注意事项及用后可能出现的反应(恶心、食欲缺乏、闭经、乏力或体重增加等),使其解除思想顾虑,提高治疗效果。

(4)用药期间注意有无卵巢子宫内膜异位囊肿破裂的征象,如出现急性腹痛,应及时通知医师,并做好剖腹探查的各项准备。

(5)对需要手术者应按腹部手术做好术前准备和术后护理。

(6)做好出院健康教育,加强患者对病程及治疗的认识,指导伤口处理和康复教育。嘱患者术后 6 周避免盆浴和性生活,6 周后来医院复查。

五、评价

(1)患者无焦虑的表现并对治疗充满信心。

(2)患者能按时服药并了解药物的反应。

(3)自觉症状缓解和消失。

第四节　子宫腺肌病

子宫腺肌病是指当子宫内膜腺体和间质侵入子宫肌层时,形成弥漫或局限性的病变,是妇科常见病。该病多发生于 30～50 岁经产妇。约 15% 的患者同时合并子宫内膜异位症,约 50% 的患者合并子宫肌瘤。临床病理切片检查发现 10%～47% 的该病患者的子宫肌层中有子宫内膜组织。

多次妊娠及分娩、人工流产、慢性子宫内膜炎等造成子宫内膜基底层损伤,子宫内膜自基底层侵入子宫肌层内,进而生长,可能是主要原因。此外,由于内膜基底层缺乏黏膜下层的保护,在解剖结构上子宫内膜易于侵入肌层。腺肌病常合并子宫肌瘤和子宫内膜增生,提示高水平雌激素、孕激素刺激,也可能是促进内膜向肌层生长的原因之一。

应视患者的症状、年龄、生育要求而定治疗方法。药物治疗适用于症状较轻,有生育要求和接近绝经期的患者;对年轻或希望生育的子宫腺肌瘤患者,可试行病灶挖除术;对症状严重、无生育要求或药物治疗无效者,应行子宫全切术。

一、护理评估

(一)健康史

了解患者的年龄、月经史、婚育史、病史、出现典型症状的情况以及对患者身心的影响。子宫腺肌病多发生于生育年龄的经产妇,常合并子宫内膜异位症和子宫肌瘤,患者可能有多次妊娠及分娩或过度刮宫史。生殖道阻塞的患者等常同时合并腺肌病。

(二)生理状况

1.症状

询问患者是否有月经量过多、经期延长和逐渐加重的进行性痛经。

2.体征

妇科检查时子宫均匀性增大或局限性隆起,质硬且有压痛。

3.辅助检查

阴道 B 超提示子宫增大,肌层中不规则回声增强;盆腔 MRI 可协助诊断;宫腔镜下取子宫肌肉并活检,可确诊。

(三)高危因素

1.年龄

40 岁以上的经产妇。

2.子宫损伤

多次妊娠、人工流产、慢性子宫内膜炎等造成子宫内膜基底层损伤。

3.先天不足

生殖道阻塞,如单角子宫、子宫颈阴道不通、有子宫无阴道的先天畸形。

4.卵巢功能失调

高水平雌激素、孕激素刺激,如子宫肌瘤、子宫内膜增生。

(四)社会-心理因素

了解患者对疾病的认知,是否存在焦虑、恐惧等表现;了解患者的家庭关系,是否因不孕或继发不孕影响夫妻关系、家庭关系;了解患者的经济水平等。

二、护理诊断

(一)焦虑

其与月经改变和痛经有关。

(二)知识缺乏

其与缺乏自我照顾及与手术相关的知识有关。

(三)舒适改变

其与痛经有关。

三、护理目标

(1)患者能正确认识疾病的性质及发生原因,消除紧张、恐惧,坚定治疗的信心。

(2)患者自觉疼痛症状缓解。

四、护理措施

(一)症状护理

1.月经改变

指导经量增多者使用透气棉质卫生巾,保留卫生巾并称重,以评估月经量;经期延长者早、晚用温开水清洗外阴各 1 次,以防逆行感染。若合并贫血,需指导患者遵医嘱服用药物,观察贫血的改善情况。

2.痛经

询问患者疼痛部位、性质、疼痛开始时间及持续时间。指导疼痛轻者腹部热敷、卧床休息;对疼痛重者,遵医嘱给予前列腺素合成酶抑制剂。

(二)用药护理

1.口服避孕药

其适用于轻度子宫内膜异位症患者,常用低剂量高效孕激素和炔雌醇复合制剂,用法为每天 1 片,连续用 6~9 个月。护士需观察药物疗效,观察有无恶心、呕吐等不良反应。

2.促性腺激素释放激素激动剂

常用药物:亮丙瑞林 3.75 mg,月经第 1 天皮下注射后,每隔 28 天注射 1 次,共 3～6 次。需观察有无潮热、阴道干燥、性欲减退和骨质丢失等不良反应,停药后可消失。连续用药 3 个月以上,需添加小剂量雌激素和孕激素,以防止骨质丢失。

3.左炔诺孕酮宫内节育器(LNG-ZUS)

治疗初期部分患者会出现淋漓出血,LNG-ZUS 下移甚至脱落等,需加强随访。

(三)手术护理

1.保守手术

保守手术如小病灶挖除术或子宫肌壁楔形切除术,可明显减轻症状并增加妊娠概率。指导患者术后6个月受孕。

2.子宫切除术

对年轻或未绝经的患者可保留卵巢;对绝经后或合并严重子宫内膜异位症者,可行双卵巢切除术。

(四)心理护理

(1)痛经、月经改变以及贫血影响生活质量,患者焦虑、烦躁。应向患者说明来月经时轻度疼痛不适是生理反应,给予舒缓的音乐、舒适的环境,保证足够的休息和睡眠。患者及家属、护士共同制订规律而适度的锻炼计划。家属督促患者适度锻炼,可缓解患者的心理压力。

(2)手术患者担心预后和性生活,要向患者说明子宫切除术后症状可基本消失,生活质量会得到改善。此外,要向患者说明子宫是月经来潮和孕育胎儿的器官,切除子宫不会男性化,增加患者对治疗的信心。

(五)健康指导

(1)指导患者随访:叮嘱手术患者出院后 3 个月到门诊复查,了解术后康复情况。

(2)保守手术和子宫切除患者,术后休息 1～3 个月,3 个月之内避免性生活及阴道冲洗,避免提举重物,防止正在愈合的腹部肌肉用力,并应逐渐加强腹部肌肉的力量。未经医务人员许可避免从事可增加盆腔充血的活动,如跳舞、久站。

(3)有生殖道阻塞疾病时,嘱患者积极治疗,实施整形手术。

（4）指导实施保守手术治疗的患者术后 6 个月受孕。

（5）注意高危因素与妇科疾病的相关性，定期做好妇科病普查。

五、评估

（1）医务人员避免过度刮宫，减少内膜碎片进入肌层的机会。

（2）药物治疗过程中如出现严重的绝经期症状，可酌情反向添加治疗，提高雌激素水平，降低相关血管症状和骨质疏松的发生率，也可提高患者的顺应性。

参 考 文 献

[1] 吴小玲.临床护理基础及专科护理[M].长春:吉林科学技术出版社,2019.

[2] 魏晓莉.医学护理技术与护理常规[M].长春:吉林科学技术出版社,2019.

[3] 刘海霞.外科护理[M].北京:科学出版社,2019.

[4] 张鸿敏.现代临床护理实践[M].长春:吉林科学技术出版社,2019.

[5] 程萃华,张卫军,王忆春.临床护理基础与实践[M].长春:吉林科学技术出版社,2019.

[6] 孙小晶.护理技术操作规范[M].天津:天津科学技术出版社,2019.

[7] 黄雪冰.现代手术室护理技术与手术室管理[M].汕头:汕头大学出版社,2019.

[8] 郭莉.手术室护理实践指南[M].北京:人民卫生出版社,2019.

[9] 徐友岚.护理管理与临床实践[M].北京:科学技术文献出版社,2019.

[10] 艾翠翠.现代疾病护理要点[M].长春:吉林科学技术出版社,2019.

[11] 王绍利.临床护理新进展[M].长春:吉林科学技术出版社,2019.

[12] 尹秀玲.现代妇产科护理规范[M].天津:天津科学技术出版社,2019.

[13] 杨平.现代护理基础理论与实践[M].长春:吉林科学技术出版社,2019.

[14] 黄粉莲.新编实用临床护理技术[M].长春:吉林科学技术出版社,2019.

[15] 蒋红,顾妙娟,赵琦.临床实用护理技术操作规范[M].上海:上海科学技术出版社,2019.

[16] 周秉霞.实用护理技术规范[M].长春:吉林科学技术出版社,2019.

[17] 张文娟,牟宗双,李丽珍.现代临床护理研究[M].汕头:汕头大学出版社,2019.

[18] 李文锦.新编护理理论与临床实践[M].长春:吉林科学技术出版社,2019.

［19］高静.临床护理技术［M］.长春:吉林科学技术出版社,2019.

［20］官洪莲.临床护理指南［M］.长春:吉林科学技术出版社,2019.

［21］王金红.现代临床护理思维［M］.北京:科学技术文献出版社,2019.

［22］覃静霞.现代临床护理新进展［M］.长春:吉林科学技术出版社,2019.

［23］崔萍.新编临床疾病规范化护理指南［M］.长春:吉林科学技术出版社,2019.

［24］周芬华,潘卫群.养老护理 医疗照护［M］.上海:上海科学技术出版社,2019.

［25］魏丽丽.清单式护理管理实践［M］.北京:科学出版社,2019.

［26］彭瑛.全科护理［M］.昆明:云南科技出版社,2018.

［27］刘丽娜.临床护理管理与操作［M］.长春:吉林科学技术出版社,2019.

［28］王翠霞.现代临床规范化护理［M］.天津:天津科学技术出版社,2018.

［29］朱凤英.临床规范化护理技术［M］.天津:天津科学技术出版社,2018.

［30］张纯英.现代临床护理及护理管理［M］.长春:吉林科学技术出版社,2019.

［31］郭秀兰.新编实用临床外科护理知识［M］.长春:吉林科学技术出版社,2019.

［32］栾燕.临床常见病护理实践［M］.北京:科学技术文献出版社,2018.

［33］单强,韩霞,李洪波.常见疾病诊治与护理实践［M］.北京:科学技术文献出版社,2018.

［34］殷美萍.实用临床护理思维实践［M］.天津:天津科学技术出版社,2018.

［35］吴欣娟,张晓静.实用临床护理操作手册［M］.北京:中国协和医科大学出版社,2018.

［36］霍向红,周迎春.情志护理联合常规护理在心力衰竭患者中的护理效果分析［J］.系统医学,2019,4(10):149-151.

［37］张莉莉.整体护理干预在妇科疾病护理中的应用［J］.华夏医学,2019,32(1):125-127.

［38］吴婷婷,范亚勤.基层医院子宫动脉栓塞术治疗妇科疾病的护理体会［J］.中国保健营养,2020,30(10):189-190.

［39］王静.全科护理模式在哮喘患者中的应用［J］.吉林医药学院学报,2022,43(1):39-40.

［40］杨曼华,张泓,林伟,等.临床护理路径在重度支气管哮喘护理中的应用效果及护理满意度分析［J］.当代医学,2022,28(17):167-170.